Ao Leitor

Dedico este livro a todos os pacientes e profissionais que compreendem o valor da recuperação cuidadosa e bem-orientada após uma cirurgia.

Aos meus pacientes, cuja confiança e compromisso com a própria saúde são a motivação para aprimorar constantemente meu trabalho. À comunidade de massoterapeutas e profissionais da saúde, que dedicam suas carreiras a proporcionar alívio, recuperação e qualidade de vida a tantos.

Este livro é o resultado da minha jornada e compromisso com a excelência na drenagem linfática pós-operatória, com a esperança de trazer clareza e resultados reais para quem busca uma recuperação eficaz e informada.

Com profundo respeito e profissionalismo, do Massoterapeuta, João Mario Pereira.

Introdução

A drenagem linfática manual é uma técnica terapêutica que tem se tornado essencial na recuperação de pacientes que passam por cirurgias plásticas. Compreender a sua importância e os benefícios que pode trazer é fundamental para quem deseja um processo de recuperação eficaz. Este livro é um guia descomplicado que busca esclarecer e informar sobre a drenagem linfática manual, abordando desde sua história até as suas aplicações específicas após procedimentos cirúrgicos.

Sumário

Capítulo 1

Um pouco da História da Drenagem Linfática Manual

A drenagem linfática manual, uma técnica que é hoje amplamente reconhecida nos tratamentos de saúde e estética, tem suas raízes na antiguidade, mas foi oficialmente estruturada no século XX. O sistema linfático, crucial para a manutenção da imunidade e da circulação de fluídos corporais, intrigava os antigos médicos que, apesar de limitados em conhecimento, já reconheciam a importância de manter o corpo em equilíbrio. No entanto, o sistema linfático permaneceu um mistério por muitos séculos, sendo estudado de maneira mais aprofundada apenas no Renascimento.

No século XVII, o médico dinamarquês Thomas Bartholin foi um dos primeiros a descrever detalhadamente a função dos vasos linfáticos. Ele percebeu que esse sistema era distinto do sistema sanguíneo, e sua descoberta abriu portas para uma compreensão mais clara do papel da linfa na defesa do organismo. Mesmo com esses avanços, foi somente no início do século XX que a drenagem linfática manual começou a ganhar forma como uma técnica terapêutica. Na década de 1930, os terapeutas dinamarqueses Emil e Estrid Vodder desenvolveram o método que hoje é conhecido como Drenagem Linfática Manual (DLM).

Emil Vodder percebeu que muitos pacientes que apresentavam quadros de resfriados e doenças crônicas tinham os gânglios linfáticos inchados. Ele começou a aplicar toques suaves e específicos sobre essas regiões, o que resultou na melhoria dos sintomas. A técnica foi inicialmente desacreditada pela comunidade científica, mas, com o tempo, sua eficácia foi comprovada por estudos clínicos e observações práticas. A DLM começou a ser reconhecida como uma ferramenta importante não apenas no alívio de condições linfáticas, mas também como um complemento em tratamentos pós-operatórios e estéticos.

O sucesso da drenagem linfática manual se deve à sua capacidade de estimular o sistema linfático, promovendo a remoção de toxinas, diminuindo o inchaço (edema) e acelerando a cicatrização, especialmente após cirurgias plásticas. Ao longo das décadas, a técnica evoluiu, sendo adaptada para diferentes necessidades médicas e estéticas. Hoje, é amplamente utilizada por fisioterapeutas, esteticistas e outros profissionais da saúde no mundo todo.

Por isso, a drenagem linfática manual não é apenas uma técnica, mas sim o resultado de séculos de estudo e evolução do conhecimento sobre o corpo humano. No próximo capítulo, vamos explorar mais detalhadamente como funciona o sistema linfático e a importância dele na recuperação pós cirúrgica, especialmente em procedimentos estéticos.

Capítulo 2

O que é Drenagem Linfática Manual?

A drenagem linfática é uma técnica de massagem terapêutica que tem como principal objetivo estimular o sistema linfático. Este sistema é fundamental para a saúde do corpo, pois atua na remoção de líquidos acumulados, toxinas e resíduos, além de desempenhar um papel essencial na resposta imunológica. A drenagem linfática é reconhecida por seus efeitos positivos na saúde física e no bem-estar geral, sendo utilizada em diversas situações, desde o tratamento de condições clínicas até a ajuda em procedimentos de beleza e estética. Antes de nos aprofundarmos na drenagem linfática, é importante entender como o sistema linfático funciona.

O sistema linfático é uma rede complexa de vasos, gânglios e órgãos que permeia todo o corpo. Entre suas principais funções, destacam-se:

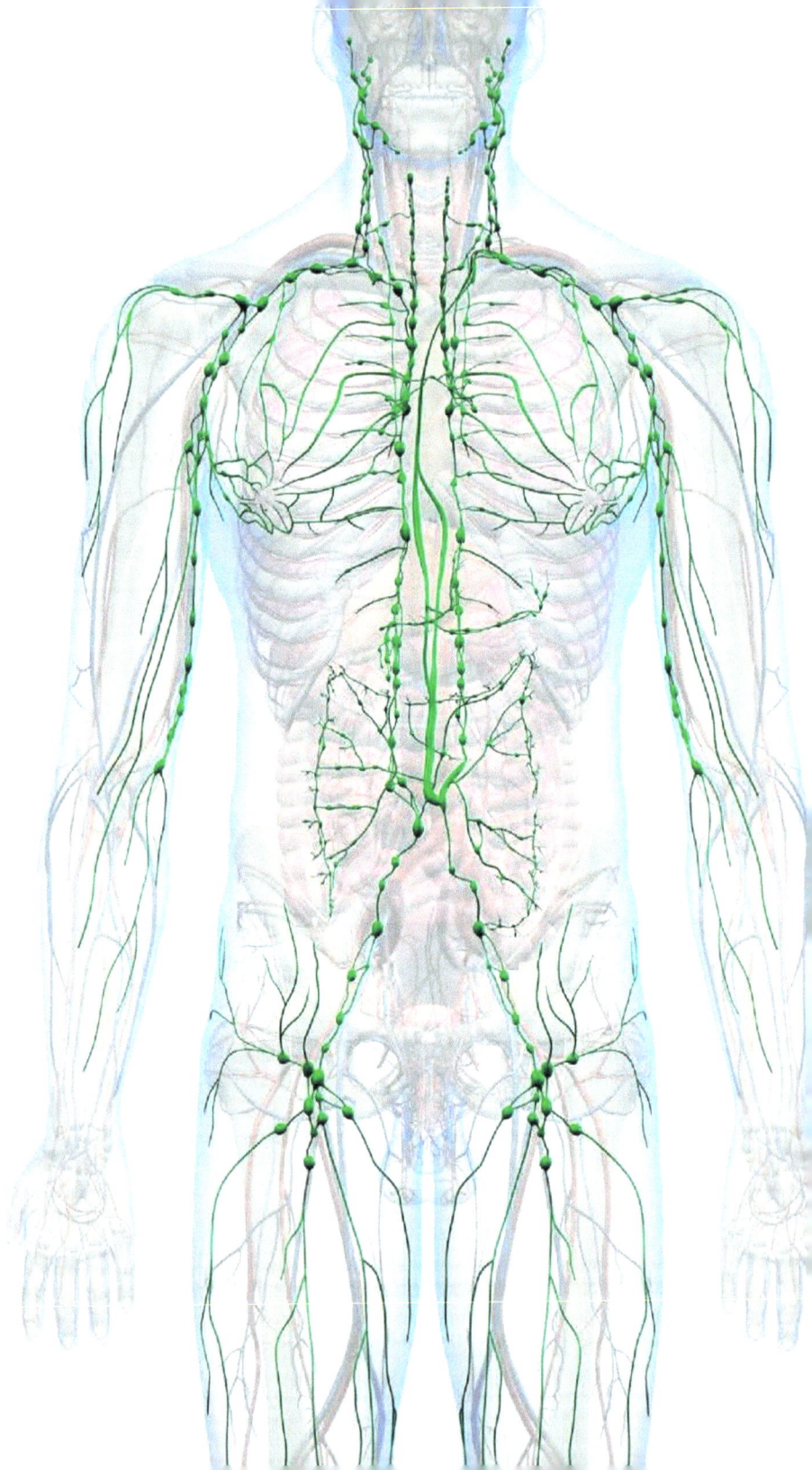

- **Transporte de linfa:** a linfa é um fluido claro que contém glóbulos brancos, proteínas e resíduos celulares. Os vasos linfáticos transportam a linfa dos tecidos para a corrente sanguínea.

- **Celulite:** contribui para a redução de celulite ao estimular a circulação e a eliminação de toxinas.

- **Estresse e Ansiedade:** os movimentos suaves promovem relaxamento, ajudando a reduzir níveis de estresse.

- **Filtragem de resíduos:** os gânglios linfáticos atuam como filtros, removendo patógenos e células danificadas da linfa antes que ela retorne à circulação.

- **Ativação do sistema imunológico:** o sistema linfático produz e transporta células imunológicas que ajudam a combater infecções e doenças.

Como funciona a drenagem linfática?

A drenagem linfática manual é realizada por meio de movimentos suaves, ritmados e direcionados, que seguem o trajeto natural dos vasos linfáticos. Esses movimentos têm um efeito direto sobre o fluxo da linfa, facilitando sua circulação e promovendo a eliminação de toxinas do corpo. Os principais aspectos da técnica incluem:

- **Movimentos suaves:** a pressão utilizada durante a massagem deve ser leve e suave, evitando qualquer desconforto ao paciente. A ideia é estimular a linfa sem causar traumas nos tecidos.

- **Ritmo rítmico:** a cadência dos movimentos é fundamental. O terapeuta deve manter um ritmo constante que ajude a relaxar o paciente e a estimular a drenagem.

- **Direção adequada:** os movimentos devem ser realizados na direção dos gânglios linfáticos, respeitando o fluxo natural da linfa. Isso ajuda a maximizar os benefícios da drenagem.

Benefícios da Drenagem Linfática.

A drenagem linfática oferece uma série de benefícios, tanto físicos quanto psicológicos. Alguns dos principais incluem:

- **Redução de edemas:** ajuda a diminuir o inchaço causado por retenção de líquidos, sendo especialmente eficaz após cirurgias e lesões.

- **Melhora da circulação sanguínea:** a estimulação do sistema linfático também pode contribuir para uma melhor da circulação sanguínea, promovendo a oxigenação dos tecidos.

- **Fortalecimento do sistema imunológico:** ao facilitar a remoção de toxinas e a ativação de células imunológicas, a drenagem linfática pode reforçar a capacidade de defesa do corpo.

- **Alívio de estresse e ansiedade:** os movimentos suaves e relaxantes promovem um estado de tranquilidade, ajudando a reduzir níveis de estresse e ansiedade.

- **Apoio em tratamentos estéticos:** é uma técnica valorizada na estética, sendo amplamente utilizada para melhorar a aparência da pele, reduzir a celulite e auxiliar na recuperação após procedimentos estéticos.

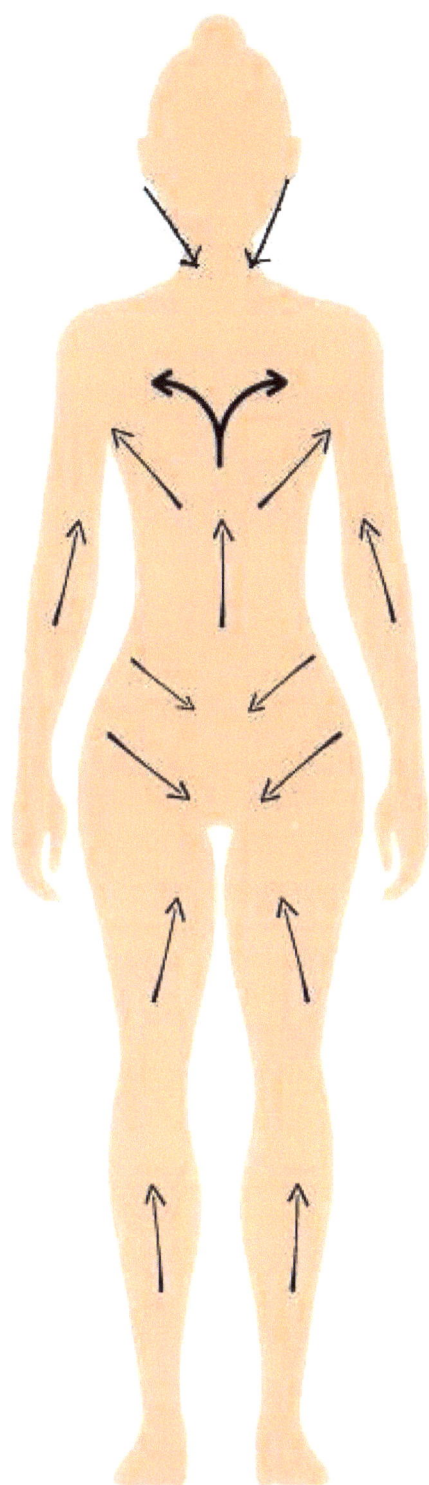

Indicações da Drenagem Linfática

A drenagem linfática é indicada para diversas condições, incluindo:

- **Pós-cirurgia:** é essencial na recuperação de pacientes que se submeteram a cirurgias plásticas, ajudando a reduzir inchaço e a melhorar a cicatrização.

- **Linfedema:** é indispensável para pacientes com retenção crônica de líquidos e problemas linfáticos.

- **Celulite:** pode ser utilizada para melhorar a aparência da celulite ao promover a circulação e a eliminação de toxinas.

- **Condições de estresse:** indivíduos que sofrem com estresse ou tensão acumulada podem se beneficiar dos efeitos relaxantes da DLM.

Conclusão

A drenagem linfática é uma técnica valiosa, que não apenas melhora a saúde física, mas também contribui para o bem-estar geral. Ao estimular o sistema linfático e promover a eliminação de toxinas, essa técnica ajuda o corpo a funcionar de maneira mais eficiente. Em um mundo onde a saúde e a estética estão cada vez mais interligadas, a drenagem linfática se destaca como uma ferramenta poderosa para quem busca uma recuperação eficaz e um estilo de vida saudável.

No próximo capítulo, exploraremos mais a fundo como o sistema linfático opera e sua importância para a saúde do organismo.

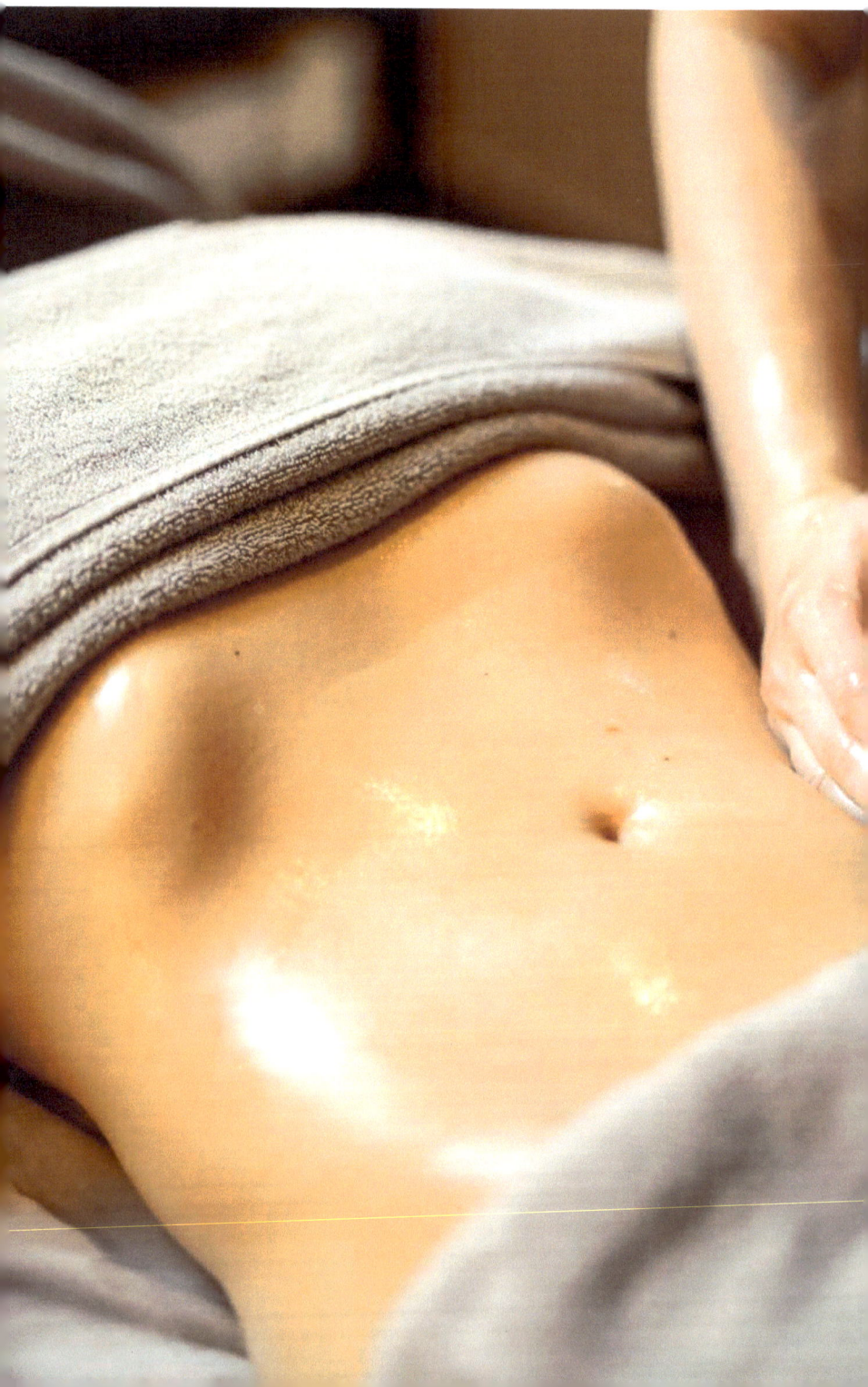

Capítulo 3

Como Funciona o Sistema Linfático

O sistema linfático é uma rede complexa e interconectada de vasos, gânglios e órgãos que desempenha um papel vital na imunidade e na regulação de fluidos no corpo. Compreender seu funcionamento é essencial para aplicar a drenagem linfática de forma eficaz, pois essa técnica depende do bom funcionamento desse sistema para maximizar seus benefícios.

Estrutura do Sistema Linfático

- **Vasos linfáticos:** assim como as veias transportam o sangue, os vasos linfáticos transportam a linfa. Eles se ramificam por todo o corpo, formando uma rede que drena os fluidos dos tecidos e os transporta de volta para a corrente sanguínea.

- **Gânglios linfáticos:** localizados em pontos estratégicos do corpo, os gânglios linfáticos são pequenas estruturas em forma de feijão que atuam como filtros para a linfa. Eles contêm células imunológicas que ajudam a detectar e combater infecções e outras ameaças.

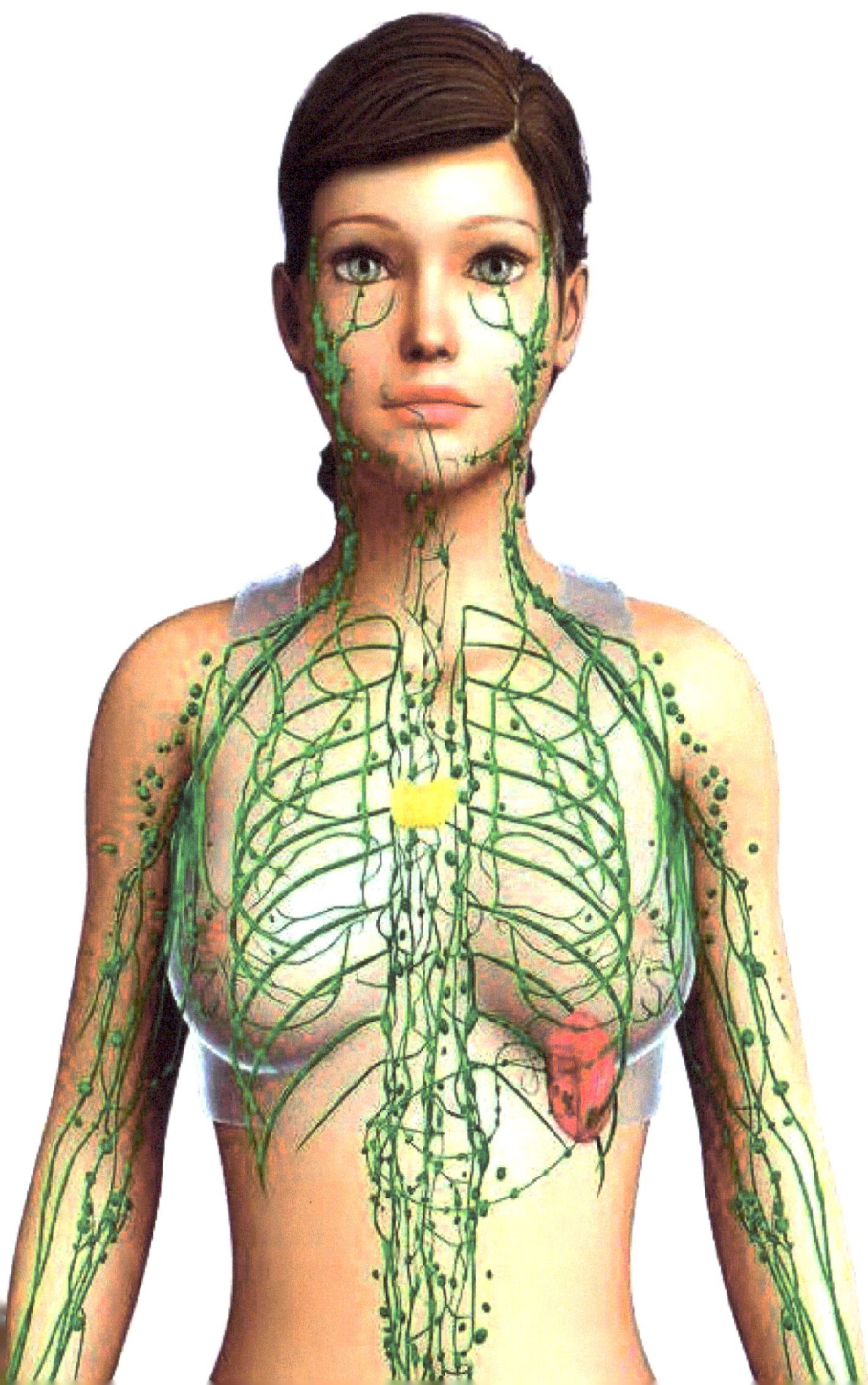

- **Órgãos linfáticos:** além dos gânglios, o sistema linfático inclui órgãos como o baço e as amígdalas, que desempenham papéis importantes na produção e armazenamento de células imunológicas.

Funções do Sistema Linfático

O sistema linfático tem várias funções cruciais para a saúde do organismo:

- **Imunidade:** os gânglios linfáticos filtram a linfa e capturam patógenos, como bactérias e vírus. As células imunológicas presentes nos gânglios ativam uma resposta imunológica, ajudando a proteger o corpo contra infecções.

- **Regulação de fluidicidade:** o sistema linfático desempenha um papel importante na regulação do volume de fluidos no corpo. Ele coleta o excesso de líquido intersticial dos tecidos e o devolve à corrente sanguínea, ajudando na prevenção do inchaço.

- **Transporte de lipídios:** após a digestão, o sistema linfático transporta lipídios e vitaminas lipossolúveis dos intestinos para a corrente sanguínea. Esse processo é vital para a absorção de nutrientes essenciais.

Circulação da linfa

A circulação da linfa ocorre de forma unidirecional, ou seja, a linfa flui de áreas periféricas do corpo em direção ao coração. Este processo é impulsionado por:

- **Contrações musculares:** o movimento dos músculos durante a atividade física pressiona os vasos linfáticos, ajudando a empurrar a linfa para frente.

- **Movimentos respiratórios:** a pressão negativa criada durante a respiração também auxilia na movimentação da linfa.

- **Válvulas Linfáticas:** os vasos linfáticos possuem válvulas que impedem o refluxo da linfa, garantindo que ela flua apenas em uma direção.

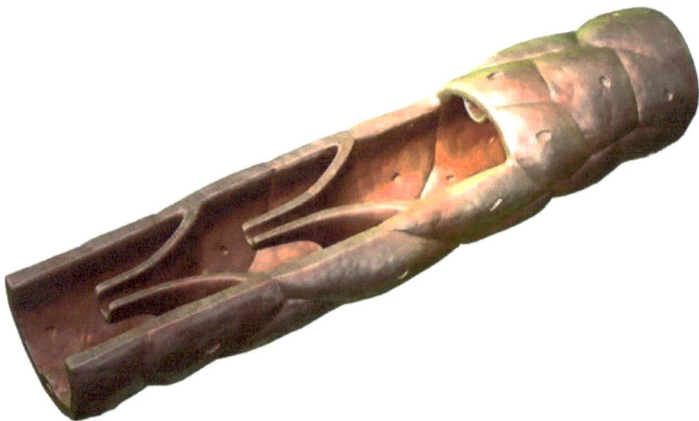

- **Interação com o sistema circulatório:** O sistema linfático está intimamente interligado ao sistema circulatório. A linfa é finalmente drenada para o sistema venoso, onde se mistura ao sangue. Essa interação é crucial para manter o equilíbrio de fluidos e a função imunológica adequada.

Importância da Drenagem Linfática

Compreender como o sistema linfático funciona é fundamental para aplicar a drenagem linfática manual de forma eficaz. A técnica se aproveita do funcionamento natural do sistema, ajudando a:

- **Aumentar o fluxo linfático:** Movimentos suaves e direcionados estimulam os vasos linfáticos, promovendo um fluxo mais eficiente da linfa.

- **Desobstruir gânglios linfáticos:** A DLM pode ajudar a liberar a linfa acumulada nos gânglios, facilitando a filtragem e a ativação das células imunológicas.

- **Reduzir edemas:** Ao promover a remoção do excesso de líquidos dos tecidos, a drenagem linfática ajuda a reduzir o inchaço e a pressão nos vasos linfáticos.

Conclusão

O sistema linfático desempenha um papel fundamental na manutenção da saúde, atuando na imunidade e na regulação dos fluidos do corpo. Compreender seu funcionamento é essencial para a aplicação eficaz da drenagem linfática manual, uma técnica que pode potencializar os benefícios desse sistema. À medida que continuamos nossa jornada pelo conhecimento da drenagem linfática, no próximo capítulo, exploraremos os benefícios e as indicações dessa técnica para a saúde e bem-estar.

Capítulo 4

Benefícios da Drenagem Linfática Manual

A drenagem linfática manual (DLM) é uma técnica reconhecida por seus diversos benefícios para a saúde e o bem-estar. Compreender esses benefícios é essencial, especialmente para quem está se recuperando de cirurgias plásticas ou lidando com condições que afetam o sistema linfático. Neste capítulo, exploraremos como a DLM pode ser uma ferramenta valiosa para melhorar a qualidade de vida e facilitar a recuperação.

1. **Redução de inchaço:** um dos benefícios mais notáveis da drenagem linfática manual é a sua capacidade de reduzir o inchaço, ou edema. Após cirurgias, lesões ou em condições como linfedema, a linfa pode se acumular nos tecidos, causando inchaço. A DLM ajuda a estimular o fluxo da linfa, facilitando a remoção do excesso de fluidos e promovendo a desintoxicação.

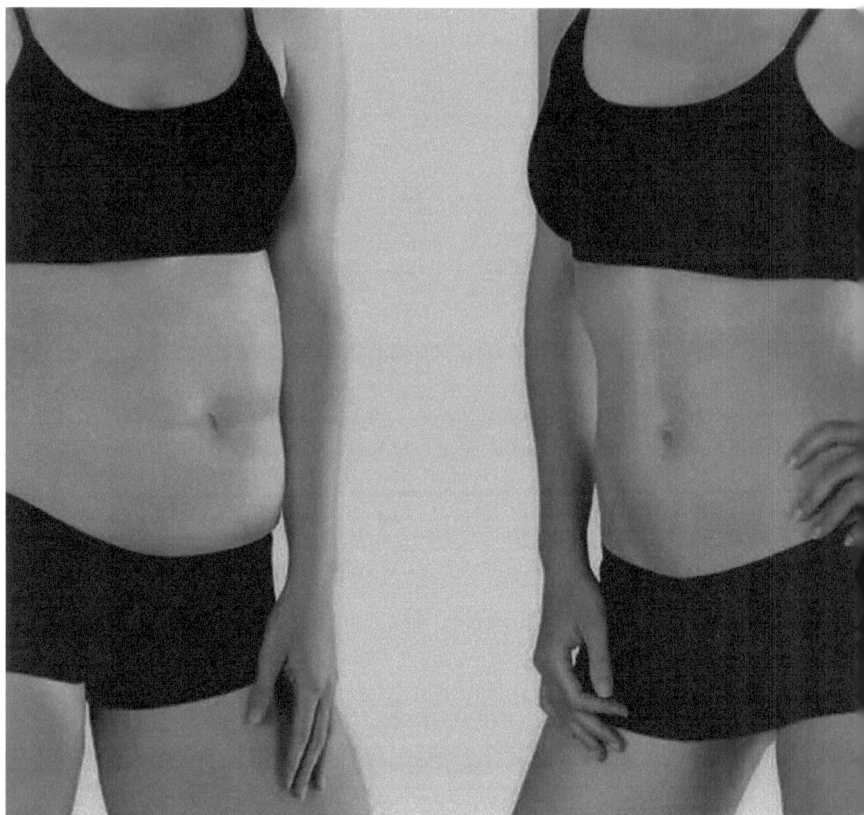

Antes   **Depois**

Esse efeito é particularmente importante no pós-operatório de cirurgias plásticas, no qual a retenção de líquidos é comum.

2. **Alívio de dor:** a DLM também pode proporcionar alívio da dor. Os movimentos suaves e rítmicos da técnica ajudam a relaxar os músculos e a liberar a tensão, o que pode

resultar em uma diminuição da dor e do desconforto. Além disso, ao reduzir o inchaço e melhorar a circulação, a drenagem linfática pode contribuir para uma sensação geral de bem-estar, ajudando os pacientes a se recuperarem mais rapidamente.

3. **Melhora a circulação sanguínea:** a drenagem linfática manual não apenas estimula o sistema linfático, como também melhora a circulação sanguínea. Ao facilitar o fluxo da linfa, a DLM auxilia na oxigenação dos tecidos e na remoção de resíduos metabólicos. Essa melhora na circulação é crucial para a recuperação, pois garante que os tecidos recebam os nutrientes e o oxigênio necessários para a cicatrização e a regeneração.

4. **Relaxamento e bem-estar:** os benefícios da DLM vão além do físico; a técnica promove um profundo estado de relaxamento. Os movimentos suaves e rítmicos ajudam a reduzir os níveis de estresse e ansiedade, proporcionando uma sensação de calma e tranquilidade. O relaxamento gerado pela

DLM não apenas melhora a experiência de recuperação, mas também pode ter um impacto positivo na saúde mental e emocional do paciente.

5. **Apoio ao sistema imunológico:** a drenagem linfática manual desempenha um papel importante na ativação do sistema imunológico. Ao estimular os gânglios linfáticos e aumentar o fluxo da linfa, a DLM ajuda a melhorar a capacidade do corpo de combater infecções. Isso é particularmente benéfico para pacientes que estão se recuperando de cirurgias, pois eles podem estar mais suscetíveis a infecções durante o período de recuperação.

6. **Melhora a aparência da pele:** a DLM também é uma técnica valorizada na estética, pois contribui para a melhora da aparência da pele. Através da estimulação da circulação e da remoção de toxinas, a drenagem linfática pode ajudar a tonificar a pele, reduzir celulite e promover um brilho saudável. Esses benefícios estéticos são frequentemente buscados por quem passou

por cirurgias plásticas ou procedimentos estéticos, pois ajudam a realçar os resultados.

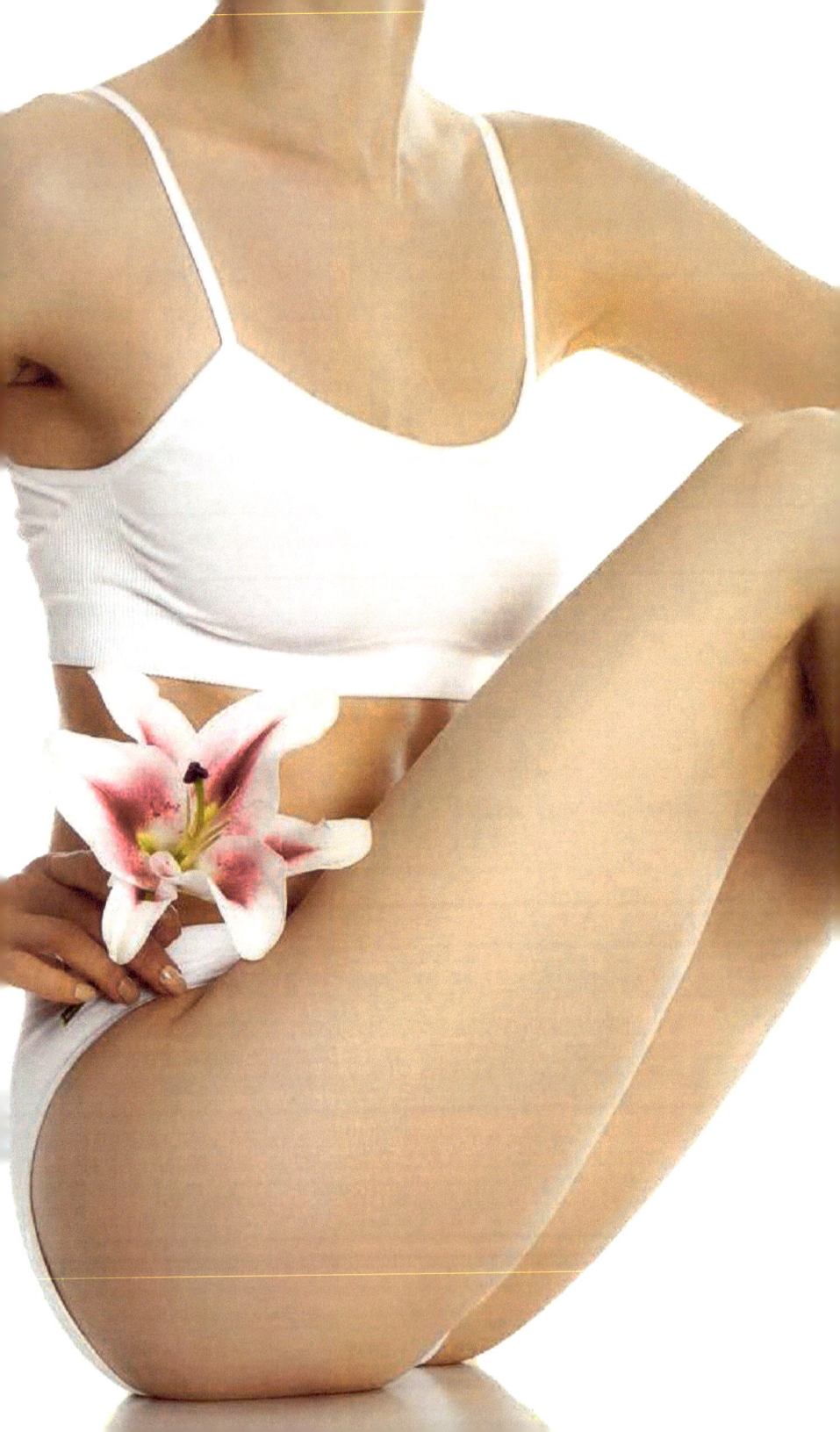

Indicações pós-cirúrgicas

Após cirurgias plásticas, a drenagem linfática manual é altamente recomendada como parte do plano de recuperação. A técnica ajuda a acelerar o processo de cicatrização, reduzindo o inchaço e melhorando a circulação, o que é essencial para a recuperação de cirurgias como abdominoplastia, lipoaspiração e aumento de mama. Os pacientes que se submetem a essas cirurgias podem se beneficiar significativamente da DLM, tornando-a uma prática comum em clínicas de estética e reabilitação.

Conclusão

A drenagem linfática manual oferece uma gama de benefícios que vão muito além do simples alívio de inchaço.

Desde a promoção da circulação sanguínea até o fortalecimento do sistema imunológico e a melhoria do bem-estar emocional, a DLM é uma ferramenta valiosa para quem busca acelerar a recuperação e melhorar a qualidade de vida. Ao considerar a drenagem linfática como parte do processo de recuperação, especialmente após cirurgias plásticas, é possível maximizar os resultados e promover uma recuperação mais tranquila e eficaz. No próximo capítulo, abordaremos as indicações específicas para a drenagem linfática, detalhando quando e como essa técnica pode ser utilizada.

Capítulo 5

Importância da Drenagem Linfática no Pós-Operatório

Após uma cirurgia plástica, o corpo passa por uma série de mudanças e requer cuidados especiais para garantir uma recuperação adequada. Um dos métodos mais eficazes para auxiliar nesse processo é a drenagem linfática manual (DLM). Esta técnica não apenas promove a saúde física, como também ajuda na recuperação estética e emocional dos pacientes. Neste capítulo, exploraremos a importância da drenagem linfática no pós-operatório, destacando seus benefícios e contribuições para uma recuperação mais rápida e eficaz.

1. **Prevenção de complicações:** Após uma cirurgia plástica, o corpo pode enfrentar diversas complicações, incluindo o acúmulo de fluidos, que pode levar a hematomas e infecções. A drenagem linfática manual atua como uma medida preventiva, ajudando a evitar a formação de seromas (acúmulo de

líquido em cavidades) e outros problemas relacionados à retenção de líquidos.

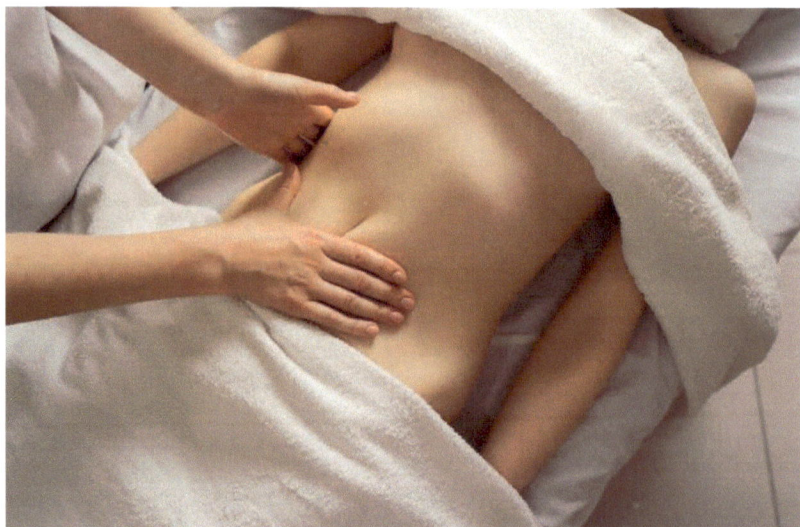

Drenagem Linfática Manual

Ao estimular o fluxo da linfa e facilitar a drenagem dos excessos, a DLM contribui para uma recuperação mais tranquila e sem complicações.

2. **Redução do inchaço:** Um dos efeitos colaterais mais comuns após cirurgias plásticas é o inchaço. O edema pode ser desconfortável e afetar a mobilidade do paciente. A drenagem linfática manual é especialmente eficaz na redução desse inchaço, pois promove a remoção do excesso

de líquidos acumulados nos tecidos. Com a redução do edema, os pacientes podem experimentar alívio da pressão e do desconforto, tornando o processo de recuperação mais confortável.

3. **Melhora na circulação sanguínea:** a DLM não só estimula o sistema linfático, mas também melhora a circulação sanguínea. Após uma cirurgia, é vital garantir que os tecidos recebam oxigênio e nutrientes adequados para cicatrização. A técnica facilita o fluxo sanguíneo, promovendo uma melhor oxigenação dos tecidos e acelerando a cicatrização. Isso é particularmente importante para áreas que podem estar comprometidas devido ao trauma cirúrgico.

4. **Aceleração da recuperação:** com a combinação da prevenção de complicações, redução do inchaço e melhoria da circulação, a drenagem linfática manual contribui significativamente para uma recuperação mais rápida. Pacientes que recebem DLM após a cirurgia plástica geralmente relatam menos desconforto e uma recuperação mais

eficiente. Esse efeito positivo pode encurtar o tempo de inatividade e permitir que os pacientes retornem mais rapidamente às suas atividades diárias.

5. **Melhora a aparência das cicatrizes:** outro aspecto importante da drenagem linfática no pós-operatório é sua capacidade de melhorar a aparência das cicatrizes. A DLM ajuda a suavizar os tecidos ao redor da cicatriz e promove a regeneração celular. Com o aumento da circulação e a redução do inchaço, as cicatrizes podem se tornar menos visíveis, resultando em um aspecto mais estético e harmonioso. Isso é particularmente valioso para pacientes que se submetem a procedimentos que deixam cicatrizes, como abdominoplastia e lifting facial.

6. **Apoio emocional:** além dos benefícios físicos, a drenagem linfática manual pode oferecer suporte emocional aos pacientes em recuperação. O processo de recuperação após uma cirurgia plástica pode ser desafiador, e muitos pacientes podem

experimentar ansiedade ou estresse. A DLM, com seus movimentos suaves e relaxantes, ajuda a promover um estado de calma e tranquilidade. Isso pode ser especialmente benéfico durante os primeiros dias pós operatórios, quando os pacientes podem se sentir vulneráveis e preocupados com os resultados.

7. **Indicações e Tempos de Início:** É importante ressaltar que a drenagem linfática manual deve ser iniciada após a autorização do médico responsável, geralmente alguns dias após a cirurgia. O timing e a frequência das sessões de DLM podem variar de acordo com o tipo de cirurgia e a condição individual de cada paciente. Geralmente, recomenda-se iniciar as sessões de DLM entre 48 a 72 horas após o procedimento cirúrgico, continuando por um período que pode variar de uma a várias semanas.

Conclusão

A drenagem linfática manual desempenha um papel crucial na recuperação pós-operatória, oferecendo uma série de benefícios que vão desde a prevenção de complicações até a melhoria da aparência das cicatrizes. Com sua capacidade de reduzir o inchaço, melhorar a circulação e proporcionar alívio emocional, a DLM é uma ferramenta valiosa para quem passou por cirurgias plásticas. Ao incluir essa técnica no plano de recuperação, os pacientes podem desfrutar de uma experiência mais suave e eficaz, contribuindo para resultados estéticos melhores e uma recuperação mais completa. No próximo capítulo, abordaremos as indicações específicas e as contraindicações da drenagem linfática manual, para que os leitores possam entender melhor quando e como essa técnica pode ser utilizada.

Capítulo 6

Quando Iniciar a Drenagem Linfática Após uma Cirurgia Plástica

A drenagem linfática manual (DLM) é uma técnica altamente benéfica para a recuperação pós-cirúrgica, especialmente após procedimentos estéticos. No entanto, saber exatamente quando iniciar as sessões de DLM é crucial para maximizar seus benefícios e garantir a segurança do paciente. Neste capítulo, abordaremos as diretrizes sobre o início da drenagem linfática, a importância da orientação profissional e como o tipo de cirurgia pode influenciar o cronograma.

1. **Momento ideal para iniciar a DLM:** Em geral, recomenda-se iniciar a drenagem linfática manual em torno de 48 a 72 horas após a cirurgia. Esse intervalo de tempo é fundamental, pois permite que o corpo comece o processo inicial de cicatrização. Durante os primeiros dias, o inchaço e o desconforto são mais intensos, e a DLM pode ajudar a mitigar esses sintomas.

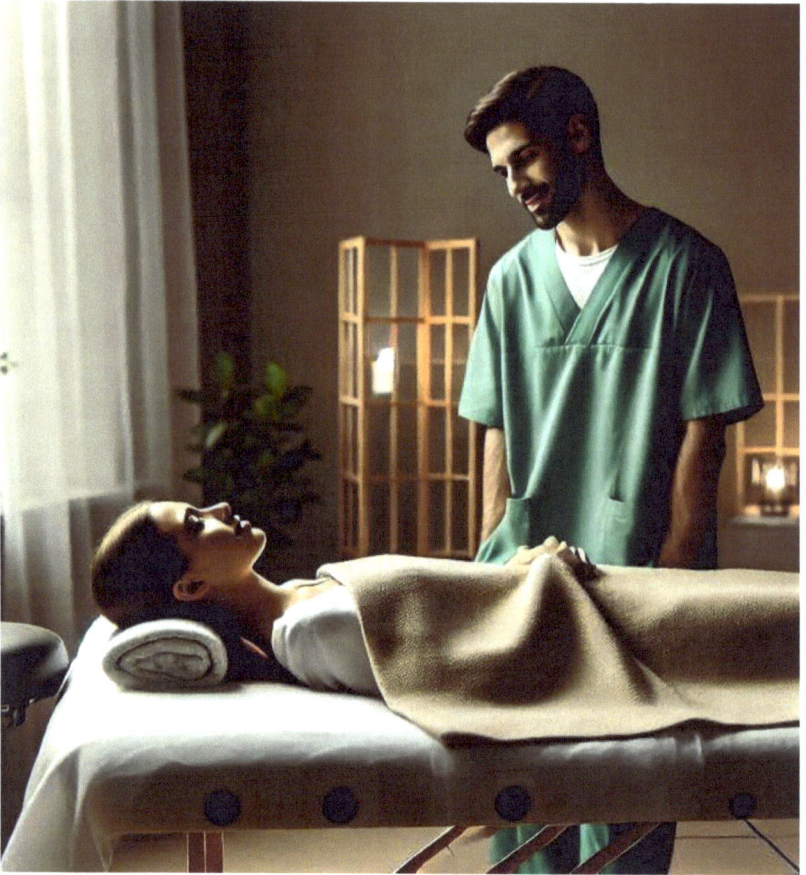

2. Orientação de profissionais qualificados: É essencial que a drenagem linfática manual seja realizada por um profissional qualificado e experiente. Um massoterapeuta especializado em DLM entende a anatomia e as necessidades específicas do sistema linfático e pode aplicar a técnica de forma segura e eficaz. Além disso, o profissional deve estar ciente do tipo de cirurgia realizada e das particularidades do caso do paciente, garantindo que a DLM seja apropriada e benéfica.

3. **Considerações sobre o tipo de cirurgia:** O tipo de cirurgia plástica realizada pode influenciar tanto o momento quanto a frequência das sessões de drenagem linfática. Vamos explorar alguns dos procedimentos mais comuns e suas recomendações:

- **Lipoaspiração:** Após uma lipoaspiração, é comum que o inchaço persista. A DLM pode ser iniciada geralmente entre 48 a 72 horas após o procedimento, com sessões frequentes, geralmente recomendadas de duas a três vezes por semana, dependendo do nível de inchaço.

- **Abdominoplastia:**Para abdominoplastias, a drenagem pode ser iniciada em um período similar. Como o inchaço tende a ser mais acentuado, sessões regulares são recomendadas nas semanas seguintes à cirurgia.

- **Aumento de mama:** após a colocação de implantes mamários, a DLM também pode ser iniciada em torno de 48 a 72 horas após a cirurgia. O foco deve ser na redução do inchaço e na melhora da cicatrização, com sessões regulares conforme a necessidade.
- **Lifting facial:** para cirurgias faciais, a drenagem pode começar um pouco mais cedo, em torno de 48 horas após a cirurgia, ajudando a minimizar o inchaço facial e promovendo um melhor aspecto estético mais rapidamente.

4. **Duração e Frequência das Sessões:** A duração e a frequência das sessões de drenagem linfática manual podem variar. Em geral, recomenda-se:

- **Duração:** cada sessão pode durar entre 30 a 60 minutos, dependendo da área a ser tratada e da gravidade do inchaço.
- **Frequência Inicial:** durante a primeira semana, as sessões podem ser realizadas diariamente ou em dias alternados. Após

esse período, a frequência pode ser ajustada para duas a três vezes por semana, dependendo da recuperação do paciente e da recomendação do profissional.

5. **Sinais de melhor recuperação:** É importante que o paciente esteja atento aos sinais de melhora durante o processo de DLM. A redução do inchaço, a diminuição da dor e a melhora na mobilidade são indicadores de que a drenagem está funcionando. Além disso, o paciente deve relatar qualquer desconforto ou reação adversa ao profissional responsável, que poderá ajustar o tratamento conforme necessário.

6. **Contraindicações e Precauções:** Embora a DLM seja benéfica para muitos pacientes, existem algumas contraindicações a serem consideradas. Pacientes com infecções ativas, trombose venosa profunda ou certas condições médicas devem evitar a drenagem linfática até que um médico autorize. Portanto, sempre consulte o cirurgião antes

de iniciar a DLM, garantindo que todas as condições de saúde sejam consideradas.

Conclusão

A drenagem linfática manual é uma ferramenta valiosa para a recuperação pós-operatória, e saber quando iniciá-la pode fazer toda a diferença no processo de cicatrização. Com a orientação de profissionais qualificados e a consideração do tipo de cirurgia, os pacientes podem se beneficiar enormemente dessa técnica, acelerando sua recuperação e melhorando seus resultados estéticos. No próximo capítulo, abordaremos as indicações e contraindicações específicas da drenagem linfática manual, ajudando os leitores a compreender melhor quando essa técnica é mais apropriada.

Capítulo 7

Contraindicações e Cuidados Necessários

A drenagem linfática manual (DLM) é uma técnica geralmente segura e eficaz, especialmente no contexto de recuperação pós-operatória. No entanto, como qualquer tratamento, existem contraindicações e precauções que devem ser observadas para garantir a segurança e a eficácia do procedimento. Neste capítulo, abordaremos as principais contraindicações da DLM, os cuidados necessários antes do início do tratamento e a importância da avaliação profissional.

1. **Contraindicações Gerais:** É crucial que a drenagem linfática manual seja evitada em algumas situações específicas. Entre as principais contraindicações, incluem-se:

- **Infecções ativas:** pacientes com infecções de pele, infecções sistêmicas ou qualquer condição inflamatória ativa devem evitar a DLM até que a infecção seja tratada e resolvida. A massagem pode disseminar a infecção e agravar a condição.

- **Trombose Venosa Profunda (TVP):** a DLM não deve ser aplicada em pacientes que apresentam ou tiveram recentemente trombose venosa profunda, pois a massagem pode desestabilizar o coágulo e aumentar o risco de complicações graves.
- **Câncer:** pacientes com câncer ativo devem consultar seu médico antes de iniciar a DLM. Embora a drenagem linfática possa ser benéfica em algumas situações, ela deve ser realizada com cautela e somente sob supervisão médica.
- **Doenças Cardíacas:** condições cardíacas graves, como insuficiência cardíaca congestiva, podem contraindicar a DLM. O aumento do fluxo linfático pode sobrecarregar o sistema cardiovascular.
- **Hipertermia:** se o paciente estiver apresentando febre ou qualquer condição que cause aumento da temperatura corporal, a DLM deve ser evitada até que a situação esteja estabilizada.

2. Cuidados Necessários: Antes de iniciar a drenagem linfática manual, é fundamental que o massoterapeuta adote algumas precauções e realize uma avaliação completa do estado de saúde do paciente.

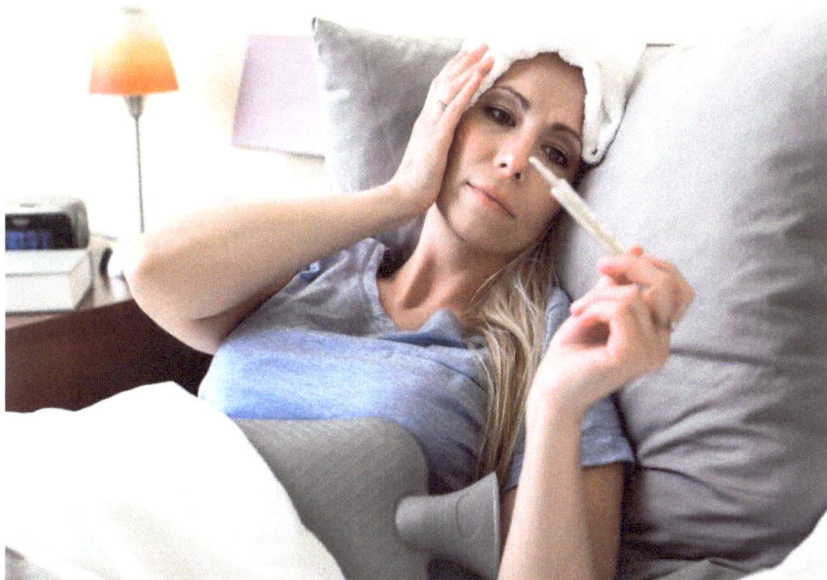

Aqui estão alguns cuidados essenciais:

- **Avaliação inicial:** o massoterapeuta deve realizar uma avaliação detalhada, incluindo o histórico médico do paciente, condições pré-existentes, medicações em uso e o tipo de cirurgia realizada, se aplicável.
- **Consulta médica:** é recomendável que os pacientes consultem seu cirurgião ou médico

responsável antes de iniciar a DLM. Essa consulta é crucial para garantir que não haja contraindicações e que o paciente esteja apto a receber o tratamento.

- **Comunicação aberta:** os pacientes devem ser incentivados a comunicar quaisquer preocupações ou sintomas que estejam experimentando antes e durante as sessões de DLM. Isso inclui dor intensa, reações adversas ou qualquer alteração no estado de saúde.

3. **Precauções no Tratamento:** Durante as sessões de drenagem linfática, o massoterapeuta deve seguir algumas precauções para garantir a segurança do paciente:

- **Movimentos suaves:** a DLM é caracterizada por movimentos leves e rítmicos. Pressões excessivas devem ser evitadas, especialmente em áreas onde há sensibilidade ou inchaço.

- **Monitoramento de reações:** o profissional deve monitorar continuamente a reação do paciente durante a sessão, ajustando a técnica conforme necessário.
- **Intervalos adequados:** é importante que as sessões sejam programadas de maneira que o paciente tenha tempo suficiente para se recuperar entre elas. Isso ajuda a evitar a sobrecarga do sistema linfático.

4. **Importância da Formação Profissional:** A formação e a experiência do massoterapeuta são cruciais para garantir a segurança do paciente. Profissionais qualificados devem ter um bom entendimento das contraindicações e das melhores práticas em DLM. A capacitação contínua e a atualização sobre novas pesquisas e técnicas são fundamentais para garantir que os pacientes recebam o tratamento mais seguro e eficaz possível.

Conclusão

A drenagem linfática manual pode ser uma ferramenta poderosa na recuperação pós-operatória, mas é essencial abordar o tratamento com cautela.

Conhecer as contraindicações e adotar os cuidados necessários são passos fundamentais para garantir a segurança do paciente. Com a avaliação adequada e o acompanhamento de profissionais qualificados, a DLM pode oferecer benefícios significativos, contribuindo para uma recuperação mais rápida e eficaz. No próximo capítulo, discutiremos as técnicas e abordagens específicas da drenagem linfática manual, proporcionando uma visão mais aprofundada sobre como essa prática é realizada.

Capítulo 8

A Técnica de Drenagem Linfática Manual

A drenagem linfática manual (DLM) é uma técnica de massagem terapêutica que visa estimular o sistema linfático, promovendo a eliminação de fluidos acumulados e toxinas do corpo. Este capítulo abordará os principais movimentos utilizados na DLM, a direção do fluxo, a intensidade das manobras e a importância de realizar a técnica com suavidade e eficiência.

1. **Princípios Fundamentais da Drenagem Linfática:** A DLM baseia-se em princípios anatômicos e fisiológicos que orientam a prática:

   - **Fluxo linfático natural:** a técnica deve sempre seguir a direção do fluxo natural da linfa, que se move em direção aos gânglios linfáticos e, finalmente, de volta à corrente sanguínea.

   - **Suavidade dos movimentos:** os movimentos devem ser leves e suaves, respeitando a sensibilidade do sistema linfático e promovendo um efeito relaxante. Pressões excessivas podem causar desconforto e até prejudicar o fluxo linfático.

2. **Principais Movimentos da Drenagem Linfática:** Existem diversos movimentos característicos da DLM, cada um com uma finalidade específica:

- **Pressão estática:** esse movimento consiste em aplicar uma leve pressão sobre a pele, geralmente em áreas com maior concentração de gânglios linfáticos. O objetivo é preparar o local para a drenagem e estimular a circulação da linfa. A pressão deve ser constante e gentil, durando alguns segundos.

- **Movimentos de bombeamento:** os movimentos de bombeamento são usados para estimular o fluxo linfático em direção aos gânglios. Eles envolvem uma sequência de pressões rítmicas, onde as mãos se movem para baixo e para cima em um padrão suave. Esses movimentos são especialmente eficazes nas extremidades, como braços e pernas.

- **Deslizamentos:** os deslizamentos são movimentos contínuos e suaves que seguem a direção do fluxo linfático. As palmas das mãos deslizam sobre a pele, aplicando leve pressão. Esse movimento é ideal para áreas maiores, como abdômen e costas, e ajuda a facilitar a drenagem de fluidos.

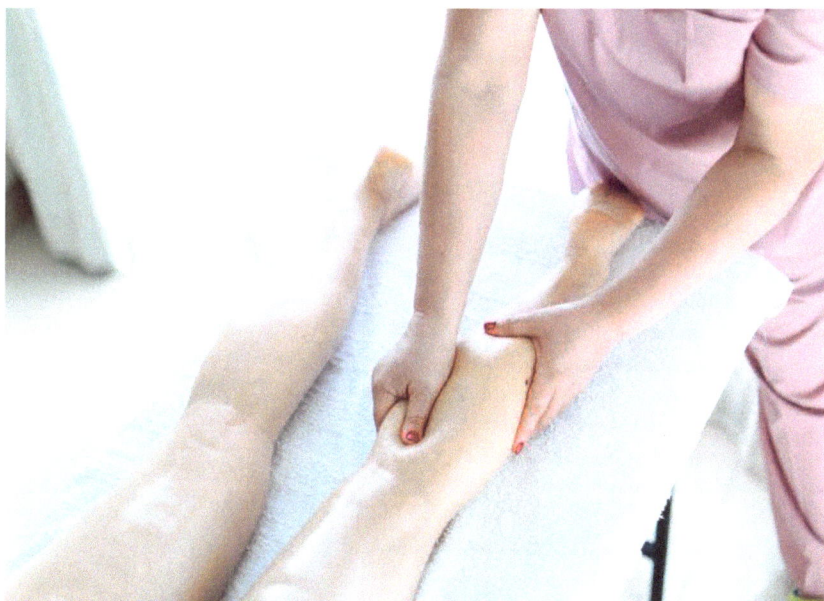

- **Torções suaves:** as torções suaves envolvem movimentos de rotação nas extremidades, como braços e pernas. Esses movimentos ajudam a liberar a tensão nos músculos e a estimular a drenagem linfática, sendo eficazes para áreas onde o líquido pode se acumular.

- **Pouso e retorno:** esse movimento é caracterizado por um leve toque e uma leve retirada das mãos, permitindo que a pele relaxe entre as manobras. Ele pode ser utilizado para finalizar uma sessão, proporcionando uma sensação de conforto e bem-estar.

3. **Direção do Fluxo:** Na drenagem linfática manual, a direção do fluxo é fundamental. A linfa flui de áreas periféricas em direção ao coração e aos gânglios linfáticos. Portanto, os movimentos devem sempre ser direcionados:

- **Das extremidades para o centro:** ao trabalhar em braços e pernas, os movimentos devem ir em direção à axila ou à virilha, onde os gânglios linfáticos estão localizados.

- **De cima para baixo:** no abdômen e nas costas, os movimentos devem ser realizados de forma a auxiliar o fluxo da linfa em direção aos gânglios linfáticos da região torácica.

4. **Intensidade das manobras:** A intensidade das manobras deve ser ajustada de acordo com a sensibilidade do paciente. A regra geral é que a pressão deve ser leve. Os principais pontos a serem considerados incluem:

- **Conforto do paciente:** o massoterapeuta deve sempre avaliar a resposta do paciente durante a DLM. Se houver desconforto, a pressão deve ser reduzida.

- **Áreas sensíveis:** algumas áreas do corpo podem ser mais sensíveis do que outras, especialmente após cirurgias. É crucial adaptar a intensidade conforme a necessidade do paciente.

5. **Importância da Formação Profissional:** A aplicação correta da técnica de drenagem

linfática manual exige formação e prática adequadas.

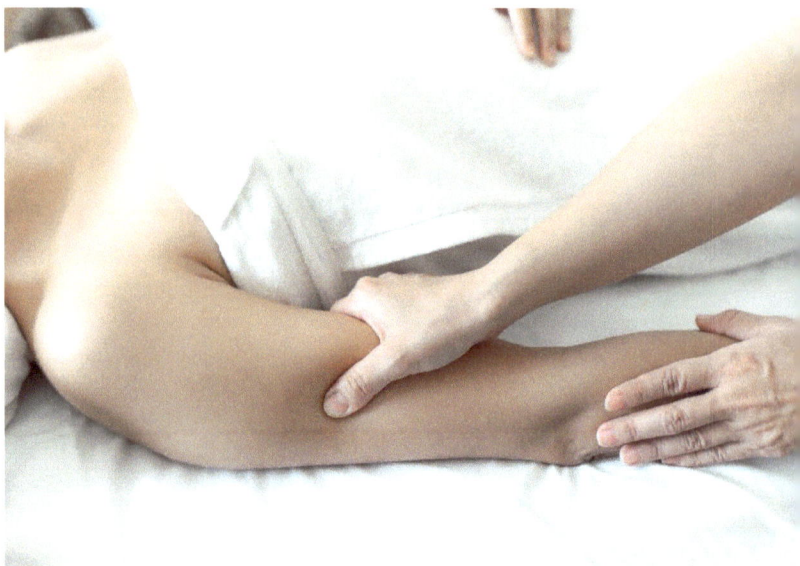

Um massoterapeuta qualificado deve compreender a anatomia do sistema linfático e as melhores práticas para aplicar a DLM de forma eficaz e segura. Além disso, a adaptação da técnica ao estado de saúde e às necessidades individuais do paciente é fundamental para otimizar os resultados.

Conclusão

A drenagem linfática manual é uma técnica delicada e que exige conhecimento e habilidade.

A combinação de movimentos suaves, direção correta do fluxo e adaptação da intensidade são essenciais para garantir que a DLM ofereça todos os seus benefícios. Ao dominar esses princípios, o massoterapeuta pode proporcionar um tratamento eficaz, promovendo a recuperação e o bem-estar dos pacientes.

No próximo capítulo, discutiremos as indicações específicas para a DLM, detalhando as condições e situações em que essa técnica pode ser especialmente benéfica.

Capítulo 9

Preparação para a Sessão de Drenagem Linfática

A preparação adequada para uma sessão de drenagem linfática manual (DLM) é fundamental para garantir que o tratamento seja eficaz e que o paciente se sinta confortável e seguro. Neste capítulo, discutiremos os elementos essenciais da preparação, incluindo a escolha do ambiente, a importância da hidratação, e a comunicação clara entre o massoterapeuta e o paciente.

1. **Escolha do ambiente:** Um ambiente adequado pode fazer uma grande diferença na experiência do paciente durante a DLM. Aqui estão alguns pontos a serem considerados:

   - **Ambiente calmo e aconchegante:** o local deve ser tranquilo, livre de distrações e barulhos excessivos. Uma iluminação suave e uma temperatura agradável ajudam a criar um ambiente relaxante.

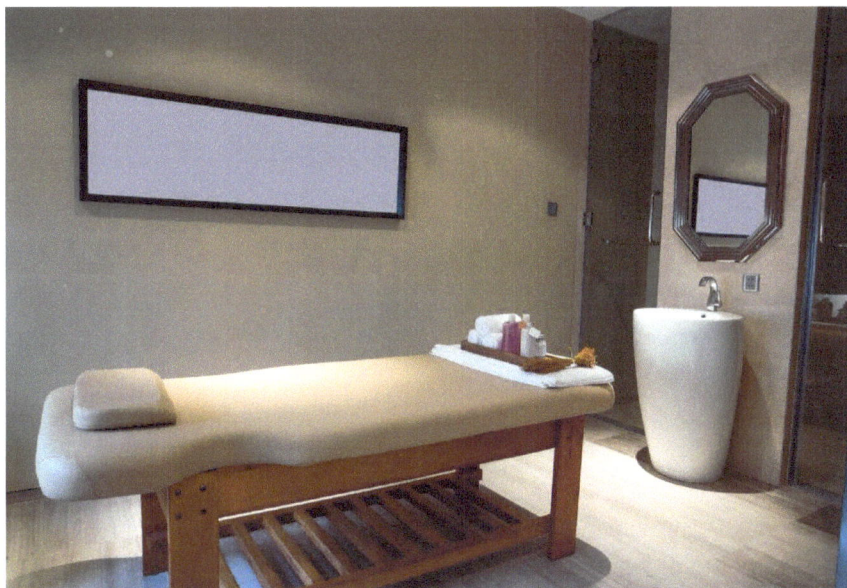

- **Limpeza e conforto:** a sala deve ser limpa e organizada, com uma mesa de massagem confortável e adequada. Toalhas limpas e macias, assim como cobertores, devem estar disponíveis para garantir o conforto do paciente durante a sessão.

- **Aromaterapia e música suave:** algumas práticas incluem o uso de óleos essenciais ou música suave para promover relaxamento. Isso pode ajudar a criar uma atmosfera acolhedora e tranquilizadora.

2. **Hidratação do Paciente:** A hidratação é um aspecto crucial antes de uma sessão de drenagem linfática manual. Aqui estão algumas recomendações:

- **Ingestão de água:** é importante que o paciente esteja bem hidratado antes da sessão. A água ajuda a fluidificar a linfa, facilitando seu movimento através do sistema linfático. Recomenda-se que o paciente beba água nas horas que antecedem a sessão.
- **Evitar bebidas desidratantes:** bebidas alcoólicas e cafeinadas devem ser evitadas, pois podem causar desidratação, o que pode diminuir a eficácia da DLM.

3. **Comunicação Clara:** Uma comunicação eficaz entre o massoterapeuta e o paciente é essencial para garantir que a sessão de DLM atenda às necessidades e expectativas do paciente. Algumas dicas incluem:

- **Histórico de saúde:** o massoterapeuta deve fazer perguntas sobre o histórico de saúde do paciente, incluindo quaisquer condições médicas, cirurgias recentes, e medicamentos em uso. Isso ajudará a adaptar a sessão às necessidades específicas do paciente.

- **Expectativas da sessão:** o paciente deve ser informado sobre o que esperar durante a DLM. Isso inclui os tipos de movimentos que serão realizados, a duração da sessão e como ele pode se sentir durante e após o tratamento.

- **Feedback durante a sessão:** O massoterapeuta deve encorajar o paciente a fornecer feedback sobre a intensidade e a sensação dos movimentos. Essa comunicação contínua ajudará a ajustar a técnica conforme necessário para maximizar o conforto e a eficácia.

4. **Vestimenta e Preparação Física:** A maneira como o paciente se veste para a sessão também pode impactar a eficácia da drenagem linfática. Algumas orientações incluem:

- **Roupas confortáveis:** recomenda-se que o paciente use roupas soltas e confortáveis que permitam fácil acesso às áreas a serem tratadas, como braços, pernas e abdômen.
- **Remoção de acessórios:** o paciente deve ser orientado a remover joias e acessórios que possam interferir com a massagem ou causar desconforto.

5. **Preparação Mental:** A preparação mental também é um componente importante da sessão. Algumas estratégias que podem ajudar incluem:

- **Relaxamento:** técnicas de relaxamento, como respiração profunda ou meditação, podem ser recomendadas antes da sessão para ajudar o paciente a se acalmar e se preparar para a DLM.
- **Expectativas positivas:** o paciente deve ser incentivado a manter uma mentalidade positiva em relação à sessão e aos resultados esperados, o que pode influenciar a experiência geral.

Conclusão

A preparação para uma sessão de drenagem linfática manual é um fator- chave para garantir que os resultados sejam os melhores possíveis.

Um ambiente apropriado, a hidratação do paciente, a comunicação clara e o conforto físico e mental são todos elementos que contribuem para uma experiência de DLM bem-sucedida. Ao se preparar adequadamente, tanto o massoterapeuta quanto o paciente podem trabalhar juntos para maximizar os benefícios da técnica.

No próximo capítulo, discutiremos as indicações específicas da drenagem linfática manual, explorando as condições em que essa técnica pode ser especialmente benéfica.

Capítulo 10

O Papel do Profissional da Saúde

A drenagem linfática manual (DLM) é uma técnica poderosa que pode oferecer benefícios significativos na recuperação e na promoção da saúde. No entanto, a eficácia desse tratamento depende fortemente da competência e da experiência do profissional que a realiza. Neste capítulo, discutiremos a importância de escolher um massoterapeuta qualificado, como com suas devidas licenças, e o impacto que essa escolha pode ter na segurança e nos resultados do tratamento.

A Importância da Qualificação

A formação e a especialização são aspectos fundamentais a serem considerados ao escolher um profissional de drenagem linfática manual. Um massoterapeuta qualificado deve ter:

- **Educação formal:** formação em massoterapia, com ênfase em técnicas de drenagem linfática. Cursos reconhecidos garantem que o profissional compreenda a anatomia, fisiologia e as técnicas específicas necessárias para a DLM.

- **Certificações e licenças:** certificações relevantes e licenças que atestem a qualificação do massoterapeuta são essenciais. Isso garante que o profissional esteja em conformidade com as regulamentações locais e tenha recebido a formação adequada.

- **Experiência e prática:** a experiência prática é um dos principais fatores que contribuem para a eficácia da drenagem linfática manual. Massoterapeutas experientes, oferecem uma série de benefícios e conhecimento aprofundado. Profissionais com anos de experiência têm um entendimento mais profundo dos desafios e necessidades dos pacientes, permitindo que adaptem a técnica de DLM às situações específicas.

- **Avaliação eficaz:** a experiência permite que o massoterapeuta realize uma avaliação precisa do estado de saúde do paciente, identificando contraindicações e ajustando o tratamento conforme necessário.

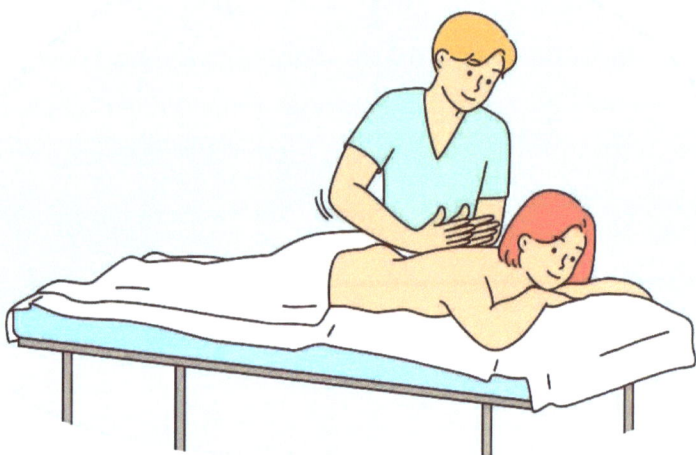

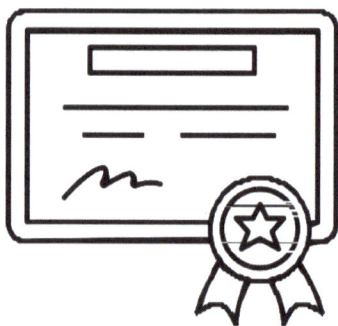

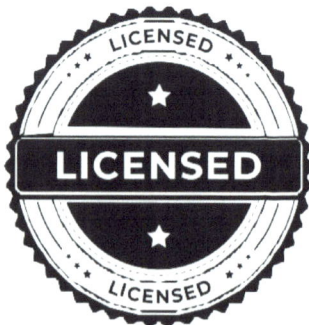

- **Resultados consistentes:** a prática contínua ajuda a refinar as habilidades do massoterapeuta, resultando em tratamentos mais eficazes e na obtenção de melhores resultados para os pacientes.

Abordagem personalizada

Cada paciente é único, e um profissional qualificado deve ser capaz de oferecer uma abordagem personalizada. Isso inclui:

- **Anamnese completa:** realizar um histórico detalhado do paciente para compreender suas necessidades específicas, incluindo cirurgias recentes, condições médicas e expectativas em relação ao tratamento.
- **Adaptação da técnica:** um massoterapeuta experiente ajustará a técnica de DLM com base nas características individuais do paciente, como sensibilidade, áreas de inchaço e condições de saúde preexistentes.
- **Educação e orientação:** Um bom profissional da saúde não só realiza o tratamento, mas

também educa o paciente sobre o processo, o que inclui:

- ○ **Explicação da técnica:** informar o paciente sobre os movimentos que serão realizados, a importância da drenagem linfática e o que ele pode esperar durante e após a sessão.
- ○ **Cuidados pós-tratamento:** fornecer orientações sobre cuidados a serem seguidos após a DLM, como a importância da hidratação, exercícios leves e outras práticas que podem otimizar os resultados.

Confiança e Segurança

A relação de confiança entre o paciente e o massoterapeuta é fundamental. Pacientes que se sentem seguros e confortáveis são mais propensos a relaxar e obter melhores resultados. Um profissional respeitável deve:

- **Promover um ambiente seguro:** criar um espaço onde o paciente se sinta à vontade para expressar suas preocupações e fazer perguntas sobre o tratamento.

- **Respeitar a ética profissional:** manter altos padrões de ética, confidencialidade e respeito pelas necessidades e limites do paciente.

Conclusão

A escolha de um profissional qualificado para a drenagem linfática manual é um passo fundamental para garantir um tratamento seguro e eficaz. A experiência, o conhecimento e a capacidade de personalizar o atendimento são características essenciais que contribuem para a maximização dos benefícios da DLM.

Profissionais experientes e com boa formação, são exemplos de como chegar a resultados positivos, ajudando os pacientes em sua jornada de recuperação e bem-estar. No final, a colaboração entre paciente e massoterapeuta é a chave para uma experiência de tratamento bem-sucedida, promovendo saúde e vitalidade.

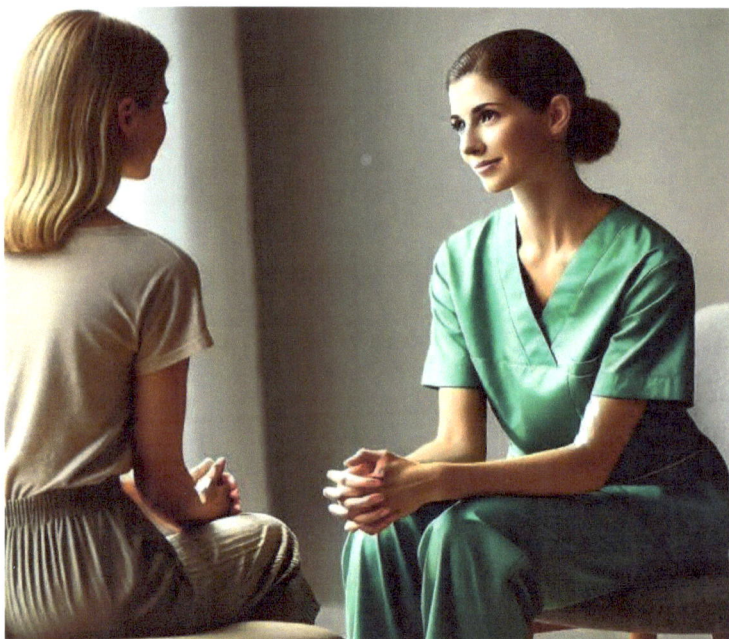

Capítulo 11

Experiências de Pacientes:

"A terapia de drenagem linfática foi transformadora para os meus joelhos. Eu estava cético. Depois de várias cirurgias e procedimentos no joelho, me disseram para fazer uma substituição do joelho. Depois de 5 sessões, estou caminhando sem dor, minha amplitude de movimento aumentou para quase 100% e agora estou ativo novamente." **Edgard Ochoa**

"Mario faz um trabalho incrível como terapeuta; sou paciente dele desde 2012 (...) em nossas sessões, ele tem feito um trabalho excelente, nas quais eu consegui andar sem mancar e sem dor. Graças às massagens linfáticas de Mario passei a viver uma vida normal, sem analgésicos e cirurgias." **Vickie Santos**

"Massagem linfática muito profissional e eficaz. Definitivamente recomendo!" **Jacque Alvarez**

"Muito obrigada, Mario, pela minha primeira massagem linfática de verdade!!! Depois da minha cirurgia de lipoaspiração 360, fiz 15 massagens com outra pessoa e ainda estava grande e inchada. Então, procurei o Mario depois de ouvir coisas tão boas sobre ele...

Depois de uma verdadeira massagem de drenagem linfática com o Mário, eu me sinto muito melhor do que me senti após 15 massagens com outra pessoa... Muito Obrigada, Mario, vejo você na semana que vêm... E obrigada por todo o conhecimento que você me passou sobre o corpo humano" **Nicole Stewart**

"Mario é muito talentoso no que faz. Ele me ajudou em um momento de saúde muito difícil em 2017/2018. Eu realmente aprecio sua dedicação à cura e mal posso esperar para voltar para mais tratamentos linfáticos." **Dee Pittman**

"Absolutamente incrível! Você sai se sentindo totalmente novo!" **Aurejana Ceaser**

"Mario é um profissional consumado e um talentoso massagista linfático. Se eu pudesse dar mais de 5 estrelas, eu daria! Se você está investindo em cirurgia, você DEVE usá-lo antes e depois do procedimento. Estou tendo resultados maravilhosos e estou no dia 28 após o procedimento e isso não teria sido possível sem o Mario. Não posso recomendá-lo o suficiente!"
Catherine Lenihan

"O Mario é ótimo! Fiz uma massagem linfática alguns dias após a cirurgia do manguito rotador. Depois de apenas uma sessão, consegui fechar minha mão completamente depois, sendo que antes mal conseguir mover meus dedos inchados. Mais duas sessões eliminaram o inchaço do meu braço. Meu fisioterapeuta ficou impressionado. Ele também é um cara legal." **Victor H.**

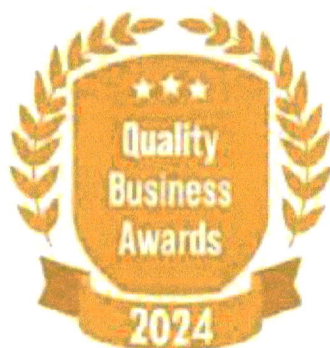

LYMPHATIC MASSAGE CENTER

Kenner

3712 Williams Blvd Ste H, Kenner, LA 70065

We have awarded Lymphatic Massage Center as The Best Massage Therapist in Kenner for 2024. An overall quality score exceeding 95% was achieved, making them the top ranked in Kenner

★★★★★ **Satisfaction**

★★★★★ **Service**

★★★★★ **Reputation**

★★★★★ **Quality**

Capítulo 12

Drenagem Linfática e Estética:

Uma abordagem holística: A drenagem linfática manual (DLM) não é apenas uma técnica isolada, mas uma prática que pode ser integrada a uma variedade de abordagens estéticas e terapêuticas, promovendo uma visão holística da saúde e do bem-estar. Neste capítulo, exploraremos como a DLM se complementa com outras práticas estéticas, os benefícios dessa integração e como uma abordagem holística pode melhorar a qualidade de vida dos pacientes.

1. A Interconexão entre Drenagem Linfática e Estética

A drenagem linfática manual tem um papel significativo na estética, especialmente em tratamentos voltados para a beleza e a saúde da pele. A técnica não só ajuda na redução do inchaço e na melhora da circulação, mas também pode potencializar os resultados de outros tratamentos estéticos:

- **Melhoria da aparência da pele:** a DLM promove a eliminação de toxinas e fluidos acumulados, o que pode resultar em uma pele mais saudável e radiante. Através da estimulação do sistema linfático, a DLM pode melhorar a textura e o tom da pele, contribuindo para uma aparência geral mais rejuvenescida.

- **Integração com tratamentos estéticos:** a DLM pode ser realizada antes ou após procedimentos estéticos, como preenchimentos, Botox, ou tratamentos a laser, para otimizar os resultados. A drenagem pode ajudar a reduzir o inchaço e a sensibilidade após esses procedimentos, acelerando a recuperação e melhorando os resultados estéticos.

2. Combinação com Práticas de bem-estar

A DLM pode ser combinada com outras práticas de bem-estar para promover um estado de equilíbrio físico e emocional. Algumas dessas práticas incluem:

- **Massagens relaxantes:** integrar a DLM com massagens relaxantes ou terapêuticas pode proporcionar uma experiência mais completa de relaxamento. Essa combinação ajuda a aliviar o estresse e a tensão muscular, criando um ambiente propício para a recuperação.
- **Aromaterapia:** o uso de óleos essenciais durante a DLM pode amplificar os benefícios da técnica. A aromaterapia não apenas promove relaxamento, mas também pode ter propriedades que auxiliam na desintoxicação e no alívio do estresse, potencializando os efeitos da drenagem linfática.
- **Terapias holísticas:** a DLM pode ser parte de um regime mais amplo que inclua práticas como ioga, pilates ou meditação. Essas práticas, quando combinadas, promovem a harmonia entre corpo e mente, ajudando a manter um estilo de vida saudável e equilibrado.

3. Estilo de Vida Saudável

Integrar a drenagem linfática manual em uma abordagem estética holística envolve também adotar um estilo de vida saudável. Algumas recomendações incluem:

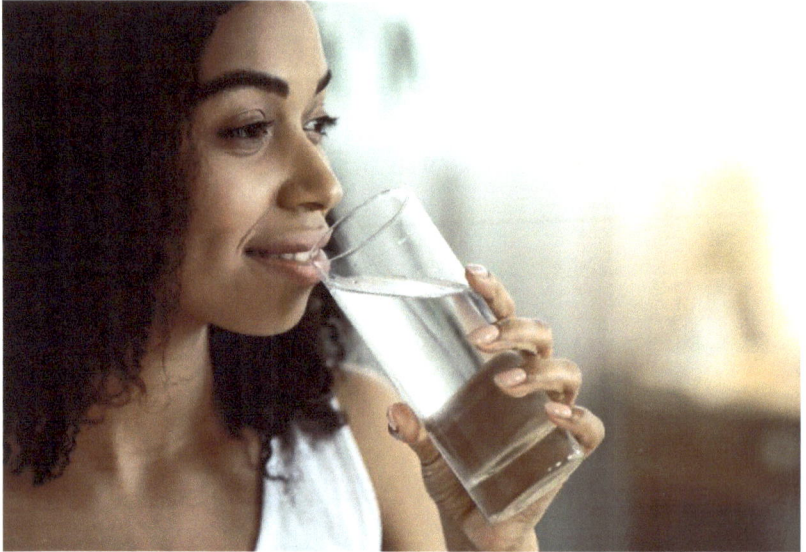

- **Hidratação adequada:** a ingestão de água é crucial para otimizar os benefícios da DLM. A hidratação ajuda a manter o Sistema linfático funcionando adequadamente, facilitando a eliminação de toxinas e promovendo uma pele saudável.

- **Alimentação balanceada:** uma dieta rica em frutas, vegetais e alimentos anti-inflamatórios pode ajudar o sistema linfático. Alimentos como abacate, nozes, e peixes ricos em ômega-3 são benéficos para a saúde geral e podem complementar os efeitos da drenagem linfática.

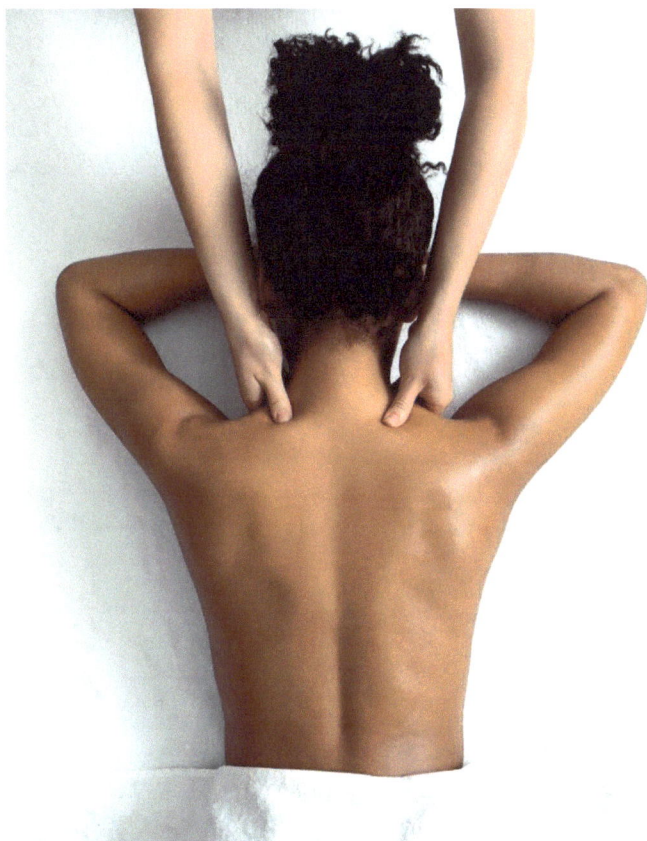

- **Exercício regular:** a atividade física é essencial para estimular o sistema linfático. Exercícios regulares ajudam a promover a circulação e a eliminação de toxinas, potencializando os resultados da DLM.

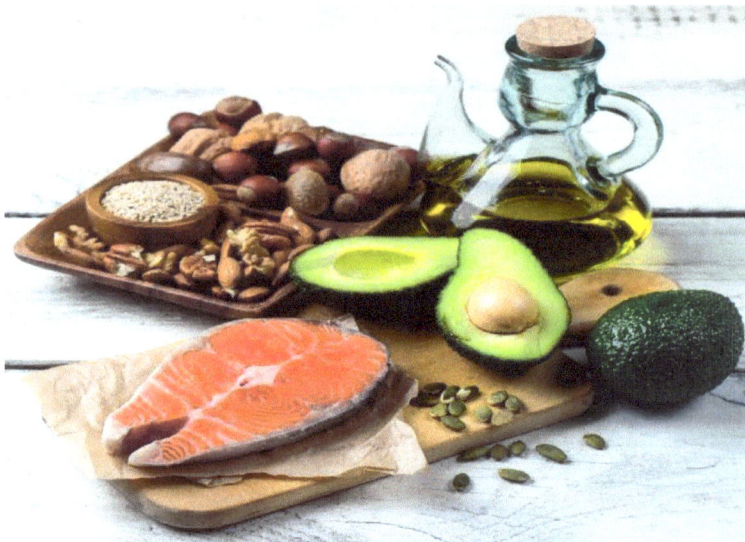

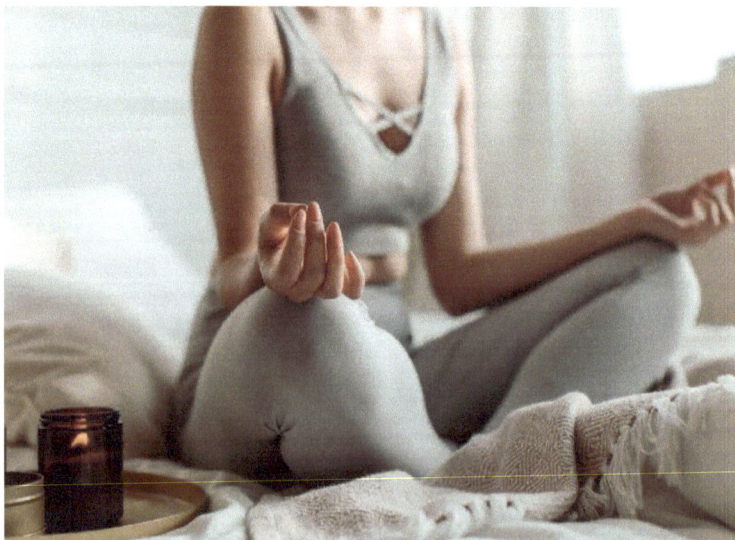

4. Benefícios Emocionais

Uma abordagem holística à drenagem linfática também reconhece os benefícios emocionais que a técnica pode oferecer. O relaxamento profundo promovido pela DLM pode ajudar a reduzir a ansiedade e o estresse, levando a uma melhora da saúde mental. Pacientes frequentemente relatam sentir-se mais equilibrados e rejuvenescidos após as sessões.

5. Considerações finais

A drenagem linfática manual pode ser um elemento central em uma abordagem estética holística, oferecendo benefícios que vão além da aparência física.

Integrando a DLM com outras práticas estéticas e de bem-estar, os pacientes podem experimentar uma transformação que abrange não apenas o corpo, mas também a mente e o espírito. Essa abordagem integrada não só promove a saúde e a beleza, mas também incentiva um estilo de vida equilibrado e sustentável. À medida que encerramos este capítulo, fica claro que a drenagem linfática manual não é apenas uma técnica de massagem; é uma parte essencial de um caminho mais amplo para o bem-estar e a estética.

No próximo capítulo, refletiremos sobre a evolução da drenagem linfática e suas perspectivas futuras no campo da saúde e da estética.

Capítulo 13

Dúvidas Comuns sobre Drenagem Linfática

A drenagem linfática manual (DLM) é uma técnica que, apesar de seus benefícios amplamente reconhecidos, ainda gera muitas dúvidas e desinformação. Neste capítulo, abordaremos algumas das perguntas mais frequentes sobre a DLM, desmistificando mitos e esclarecendo pontos importantes para que você possa entender melhor essa prática e seus efeitos.

1. O que é Drenagem Linfática Manual?

Pergunta: O que exatamente é drenagem linfática manual?

Resposta: A drenagem linfática manual é uma técnica de massagem suave que visa estimular o fluxo da linfa, um fluido que transporta toxinas e resíduos do corpo. A técnica utiliza movimentos rítmicos e suaves, direcionados aos vasos linfáticos, ajudando a eliminar o excesso de líquidos e a melhorar a circulação.

2. Quais são os benefícios da drenagem linfática?

Pergunta: Quais são os principais benefícios da drenagem linfática?

Resposta: Os benefícios incluem a redução do inchaço, melhora da circulação sanguínea, alívio de dores, aceleração da recuperação pós-cirúrgica e promoção de um relaxamento profundo. A DLM também pode ajudar na melhora da aparência da pele, contribuindo para um aspecto mais saudável.

3. A Drenagem Linfática é apenas para quem fez cirurgia plástica?

Pergunta: A drenagem linfática é indicada apenas para pessoas que passaram por cirurgia plástica?

Resposta: Não. Embora a DLM seja altamente recomendada no pós-operatório para ajudar na recuperação, ela pode ser benéfica para qualquer pessoa que experimente inchaço, retenção de líquidos ou desequilíbrios no sistema linfático. A técnica é utilizada também em casos de celulite, edemas e para fins estéticos em geral.

4. É uma técnica dolorosa?

Pergunta: A drenagem linfática manual é dolorosa?

Resposta: Não. A DLM é uma técnica suave e indolor. Os movimentos são feitos de forma delicada, e a maioria dos pacientes relata sensações de relaxamento e alívio durante e após a sessão. Se a técnica causar desconforto, é importante comunicar ao profissional para ajustes na intensidade.

5. Quantas sessões são necessárias?

Pergunta: Quantas sessões de drenagem linfática são recomendadas?

Resposta: O número de sessões pode variar dependendo das necessidades individuais e do tipo de tratamento desejado. Para pacientes pós-cirúrgicos, podem ser recomendadas várias sessões em um curto espaço de tempo, enquanto que para manutenção e bem-estar, uma a duas sessões por mês podem ser suficientes.

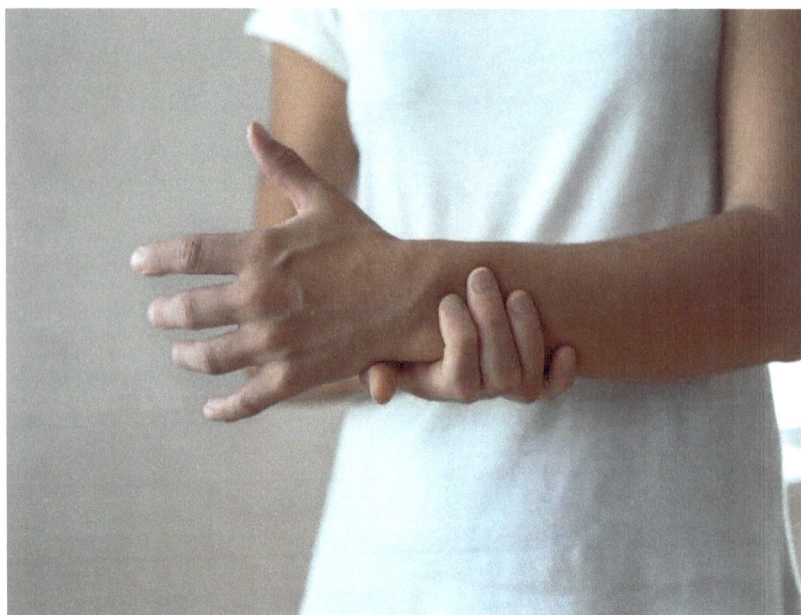

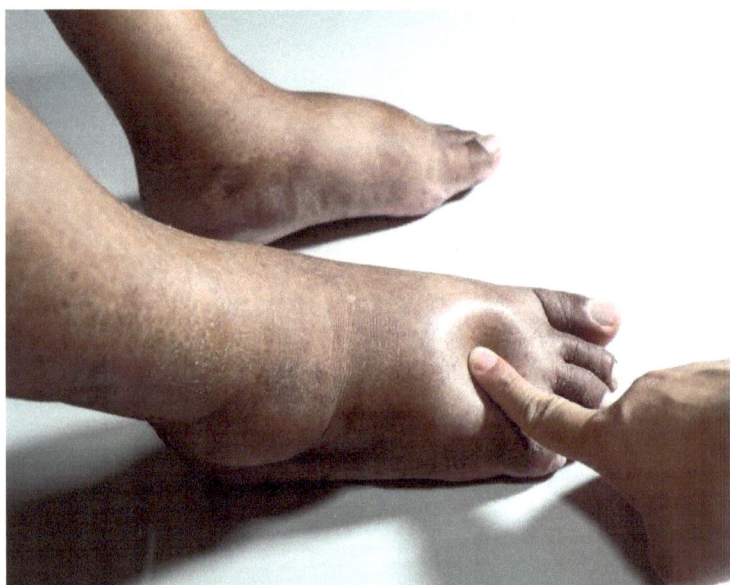

6. Há contraindicações para a Drenagem Linfática?

Pergunta: Existem contraindicações para a drenagem linfática?

Resposta: Sim. Embora a DLM seja segura para muitas pessoas, existem contraindicações, como infecções, problemas cardíacos, trombose venosa profunda e algumas condições autoimunes. É fundamental que o massoterapeuta faça uma avaliação completa antes de iniciar o tratamento.

7. Posso fazer drenagem linfática em casa?

Pergunta: É possível realizar drenagem linfática em casa?

Resposta: Embora existam técnicas de drenagem linfática que podem ser feitas em casa, como automassagens, é sempre recomendável procurar um profissional qualificado, especialmente após cirurgias ou para condições específicas. O massoterapeuta tem o conhecimento necessário para aplicar a técnica de forma eficaz e segura.

8. A drenagem linfática ajuda a emagrecer?

Pergunta: A drenagem linfática pode ajudar na perda de peso?

Resposta: A DLM não é uma técnica de emagrecimento, mas pode ajudar a reduzir a retenção de líquidos e o inchaço, criando uma aparência mais esculpida. Para perda de peso efetiva, é importante combinar a DLM com uma alimentação saudável e exercícios regulares.

9. Posso fazer drenagem linfática durante a menstruação?

Pergunta: A drenagem linfática pode ser feita durante o período menstrual?

Resposta: Sim, mas isso pode variar de pessoa para pessoa. Algumas mulheres podem se sentir mais sensíveis durante a menstruação e preferir evitar sessões. É importante comunicar suas preferências ao massoterapeuta.

10. Como escolher um bom profissional?

Pergunta: Como posso escolher um bom massoterapeuta para drenagem linfática?

Resposta: Procure um profissional qualificado, com formação específica em drenagem linfática e experiência em tratamentos pós-cirúrgicos ou estéticos. Verifique também referências e depoimentos de outros pacientes para garantir que você está escolhendo alguém confiável.

Conclusão

As dúvidas e mitos em torno da drenagem linfática manual são comuns, mas é importante buscar informações precisas para entender melhor essa técnica e seus benefícios. Ao esclarecer essas questões, esperamos que você se sinta mais confiante e preparado para considerar a DLM como parte de sua jornada de saúde e bem-estar.

No próximo capítulo, abordaremos as perspectivas futuras da drenagem linfática e sua

evolução no campo da saúde e da estética

Capítulo 14

O Futuro da Drenagem Linfática Manual

A drenagem linfática manual (DLM) é uma prática que tem se consolidado ao longo dos anos, mas sua evolução está longe de estagnar. Com o avanço das pesquisas e das técnicas terapêuticas, o futuro da DLM promete inovações que não apenas vão aprimorar a eficácia do tratamento, mas também expandir suas aplicações e benefícios. Neste capítulo, exploraremos as tendências emergentes, novas técnicas e a integração da DLM com outras modalidades de tratamento.

1. Avanços na pesquisa

A pesquisa em drenagem linfática manual está se intensificando, com estudos buscando compreender melhor os mecanismos fisiológicos por trás da técnica. Isso inclui investigações sobre como a DLM afeta o sistema imunológico, a cicatrização de feridas e o manejo de condições crônicas.

À medida que mais dados forem coletados, será possível desenvolver protocolos baseados em evidências que garantirão um tratamento mais eficaz.

2. Tecnologias Emergentes

A tecnologia está desempenhando um papel crescente na evolução da drenagem linfática. A utilização de dispositivos eletrônicos para simular os movimentos manuais da DLM já está em uso em várias clínicas e spas. Esses dispositivos, como os aparelhos de compressão pneumática, podem proporcionar um tratamento eficaz e acessível, especialmente para aqueles que não têm acesso a profissionais qualificados.

3. Integração com outras terapias

A DLM está se integrando cada vez mais a outras modalidades terapêuticas, criando uma abordagem multidisciplinar para o bem-estar. Por exemplo:

- **Terapias estéticas:** a DLM pode ser combinada com tratamentos como radiofrequência, ultrassom e terapia a laser, potencializando os resultados e melhorando a recuperação.

- **Terapias holísticas:** a integração da DLM com práticas como acupuntura, aromaterapia e ioga pode oferecer uma experiência mais completa de cuidado, promovendo o equilíbrio físico e emocional.

4. Educação e Formação Profissional

O futuro da DLM também envolve uma maior ênfase na educação e na formação profissional. À medida que a técnica se torna mais popular, a necessidade de massoterapeutas bem treinados e qualificados aumenta. Programas de formação e certificação estão se expandindo, garantindo que os profissionais tenham conhecimento sólido sobre anatomia, fisiologia e técnicas de DLM.

5. Expansão das Aplicações Clínicas

Além de suas aplicações estéticas, a DLM está sendo reconhecida como uma terapia valiosa em diversas áreas clínicas. Pesquisas recentes sugerem que a DLM pode ser benéfica em casos de linfedema, artrite, fibromialgia e outras condições que envolvem inflamação e retenção de líquidos. A expansão das indicações clínicas pode levar a um maior reconhecimento da DLM como uma prática terapêutica essencial na medicina integrativa.

6. Personalização do Tratamento

À medida que o conhecimento sobre a drenagem linfática avança, espera-se que o tratamento se torne cada vez mais personalizado. Avaliações detalhadas do paciente, incluindo análise de estilo de vida, condições de saúde pré-existentes e objetivos específicos, permitirão que os massoterapeutas ajustem as sessões de DLM para atender melhor às necessidades individuais.

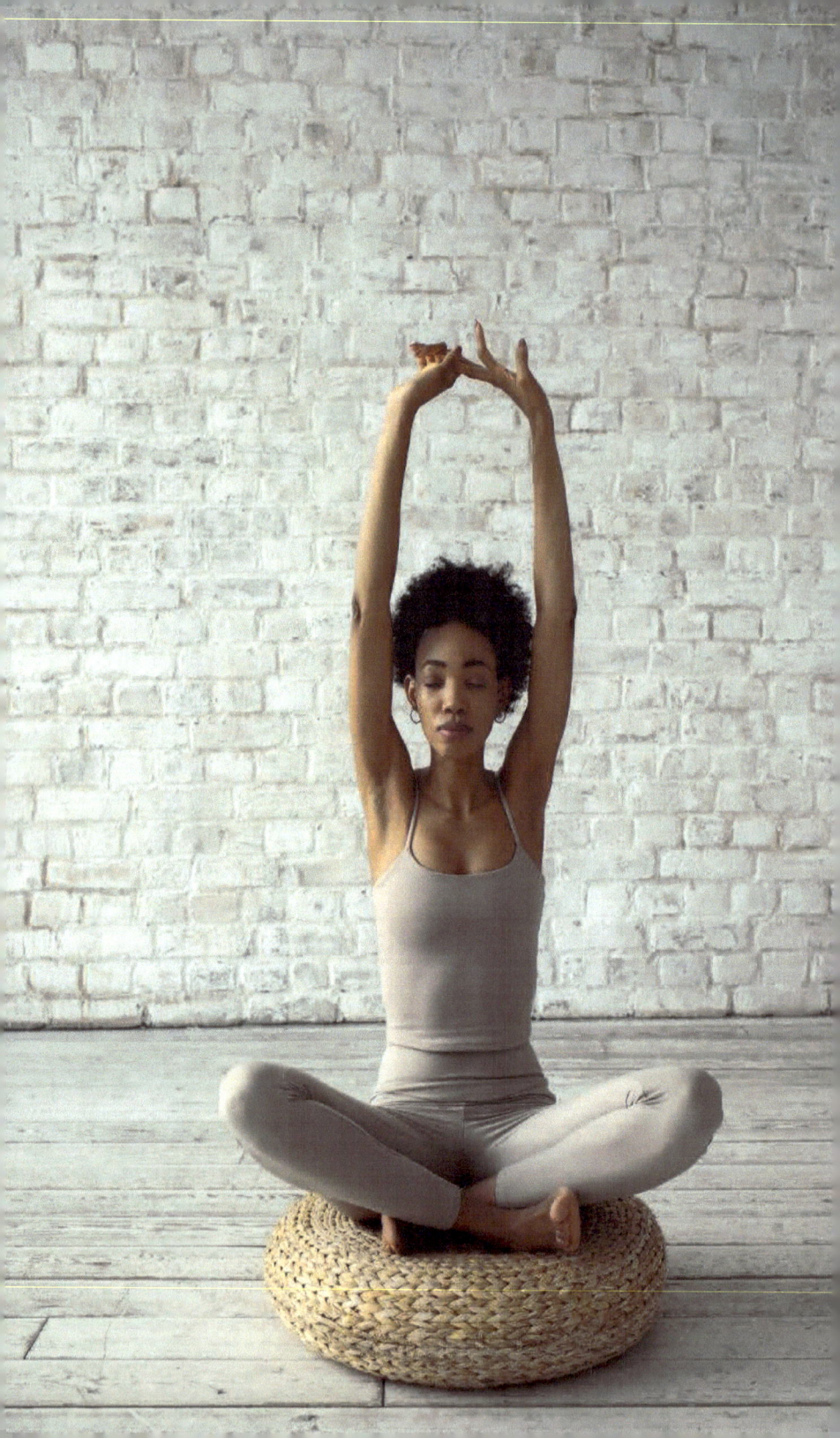

7. Conscientização e Acesso: Com a crescente conscientização sobre os benefícios da drenagem linfática manual, espera-se que haja uma ampliação do acesso a essa terapia.

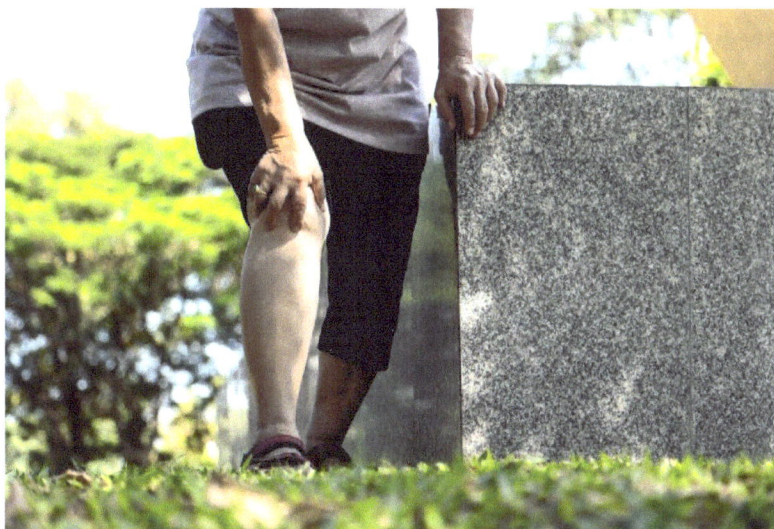

Programas de conscientização pública e iniciativas de saúde comunitária podem ajudar a educar as pessoas sobre a importância da DLM, especialmente para aqueles que se recuperam de cirurgias ou que lidam com condições crônicas.

Conclusão

O futuro da drenagem linfática manual é promissor, com inovações e avanços que expandem suas aplicações e aumentam sua eficácia. À medida que mais pessoas buscam tratamentos que promovam saúde e bem-estar, a DLM se consolidará como uma opção terapêutica valiosa e acessível.

Com a evolução contínua das técnicas e o fortalecimento da formação profissional, a drenagem linfática manual poderá alcançar novos patamares, beneficiando cada vez mais pacientes em suas jornadas de recuperação e autocuidado. No próximo e último capítulo, faremos uma reflexão sobre a importância da drenagem linfática manual na saúde e bem-estar, consolidando tudo o que aprendemos ao longo deste livro.

Capítulo 15

Conclusão: A Importância de uma Recuperação Adequada

À medida que chegamos ao final deste livro, é fundamental refletir sobre a importância de uma recuperação adequada, especialmente após cirurgias plásticas e procedimentos estéticos. A drenagem linfática manual (DLM) se destaca como uma ferramenta essencial nesse processo, contribuindo para o bem-estar físico e emocional dos pacientes.

A Necessidade de Cuidados Pós Cirúrgicos

A recuperação após uma cirurgia plástica não se limita ao tempo que o corpo leva para cicatrizar. Envolve uma série de cuidados que garantem não apenas a recuperação física, mas também o restabelecimento do equilíbrio emocional. Nesse contexto, a DLM surge como uma intervenção valiosa, ajudando a reduzir o inchaço, melhorar a circulação e acelerar o processo de cicatrização.

Benefícios Comprovados da Drenagem Linfática

Como discutido ao longo dos capítulos, os benefícios da DLM vão além da estética. Essa técnica:

- **Promove a eliminação de toxinas:** ajuda na remoção de resíduos e toxinas acumuladas no corpo, permitindo uma recuperação mais saudável.
- **Reduz edemas e inchaços:** a DLM diminui a retenção de líquidos, proporcionando alívio e conforto.
- **Acelera a cicatrização:** estimula a circulação sanguínea, promovendo a oxigenação dos tecidos e acelerando a regeneração celular.
- **Oferece alívio emocional:** o toque suave da drenagem não apenas relaxa o corpo, mas também acalma a mente, ajudando a reduzir a ansiedade e o estresse.

A Importância da Escolha do Profissional

Um ponto crucial que ressaltamos ao longo do livro é a importância de escolher um profissional qualificado para realizar a drenagem linfática. A experiência e o conhecimento de um massoterapeuta capacitado garantem que o tratamento seja seguro e eficaz, maximizando os benefícios para o paciente.

A confiança no profissional é fundamental para que a experiência de recuperação seja positiva e produtiva.

Integração de Práticas

Outro aspecto importante é a integração da DLM com outras práticas de saúde e estética. Ao combinar a drenagem linfática com exercícios físicos, alimentação saudável e outras terapias, os pacientes podem alcançar um estado de bem-estar mais completo. A abordagem holística, que considera o corpo e a mente, se mostra cada vez mais eficaz na promoção da saúde.

Olhando para o Futuro

À medida que a DLM continua a evoluir, novas técnicas e pesquisas vão ampliar suas aplicações e benefícios. O futuro promete não apenas melhorias nas práticas de drenagem linfática, mas também um reconhecimento crescente de sua importância na medicina integrativa e na estética. Com isso, cada vez mais pessoas poderão se beneficiar dos efeitos positivos da DLM em suas vidas.

Reflexão Final

Em suma, a drenagem linfática manual se revela uma aliada poderosa na recuperação e no autocuidado.

Ao abordar a saúde de forma integral, reconhecendo a interconexão entre corpo e mente, podemos proporcionar aos pacientes uma experiência de recuperação mais completa e satisfatória. Ao investir em uma recuperação adequada, os pacientes não apenas se curam fisicamente, mas também promovem um estilo de vida mais saudável e equilibrado. A jornada de recuperação é única para cada indivíduo, mas com as ferramentas certas e o suporte adequado, é possível transformar esse processo em uma oportunidade de crescimento e renovação.

Que este livro sirva como um guia para todos que buscam compreender melhor a drenagem linfática manual e suas contribuições significativas para a saúde e o bem-estar.

Conclusão do Livro

Neste livro, exploramos a drenagem linfática manual (DLM) em profundidade, desde seus fundamentos e benefícios até sua importância específica no pós-operatório de cirurgias plásticas.

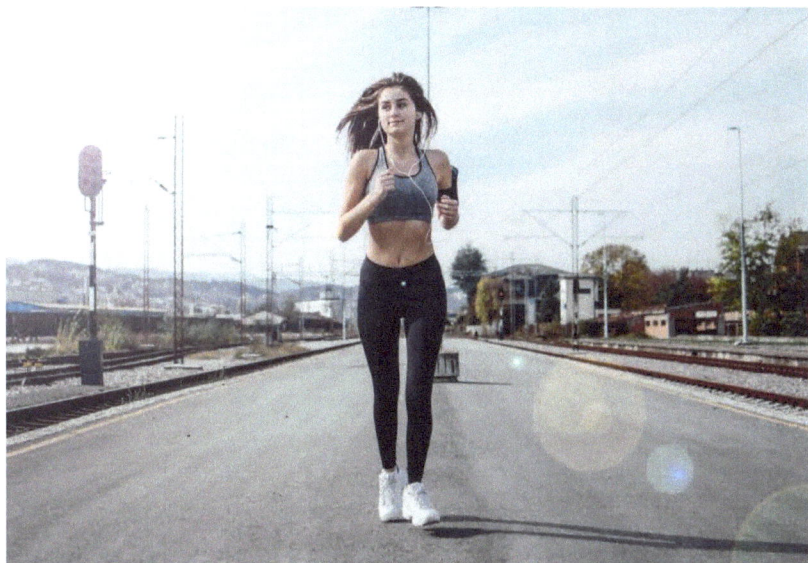

Ao longo dos capítulos, discutimos a anatomia do sistema linfático, a técnica de drenagem, suas contraindicações e cuidados necessários, e até mesmo as experiências de pacientes que vivenciaram os efeitos positivos dessa prática. A DLM não é apenas uma técnica estética; é uma abordagem integral que promove a saúde e o bem-estar. Seus benefícios vão além da redução de inchaço e melhoria na cicatrização; ela contribui para um estado de relaxamento e equilíbrio emocional. Com o aumento do reconhecimento da DLM como uma ferramenta valiosa na recuperação, a escolha de um profissional qualificado se torna fundamental para garantir resultados eficazes e seguros.

À medida que olhamos para o futuro, é evidente que a drenagem linfática manual está em constante evolução, acompanhando novas pesquisas e inovações tecnológicas. Esse crescimento não apenas ampliará suas aplicações, mas também tornará a DLM uma prática cada vez mais acessível a todos.

Esperamos que este livro tenha proporcionado uma compreensão clara e abrangente sobre a drenagem linfática manual, incentivando o autocuidado e a busca por um estado de saúde mais equilibrado. Ao investir na recuperação adequada, cada indivíduo pode transformar seu processo de cura em uma oportunidade para renovação e bem-estar. Que a DLM seja um passo em direção a uma vida mais saudável e plena.

www.ingramcontent.com/pod-product-compliance
Lightning Source LLC
Chambersburg PA
CBHW040937030426
42335CB00001B/15

9 7 8 1 9 6 7 6 7 9 5 4 6